民国医家临证论丛

民国医家论疟疾

上海市中医文献馆

总主编 贾 杨 毕丽娟

主 编 胡颖翀 许 岷

主 审 杨杏林

上海科学技术出版社

内 容 提 要

本书收录文章均来自《中国近代中医药期刊汇编》丛书,所述疮疾定义为狭义之疮疡、周围血管与淋巴管疾病。全书分为总论和各论,总论包括外科篇、疡科篇,多为连载文章,大致反映了民国时期中医外科的学术面貌。各论以中医外科疾病为纲,分为疖、疔疮、痈疽、发、流注、走黄与内陷、丹毒、臁疮诸小节,多为民国医家诊治以上外科疾病的具体方法,可供现代中医外科借鉴。编者从期刊文献入手,深入挖掘民国中医期刊文献中有价值的中医外科临床经验与思想,秉承古为今用的理念,以期对现代中医外科学有所启迪。同时,这些文献也反映了民国时期中医外科发展的真实历史,为探讨近代以来中医学术发展之路提供了第一手史料。

本书可供中医外科从业人员、中医药院校师生以及中国医学史研究者参考与使用。

图书在版编目(CIP)数据

民国医家论疮疾 / 胡颖翀,许岷主编. -- 上海 :
上海科学技术出版社, 2024. 9. -- (民国医家临证论丛 /
贾杨,毕丽娟总主编). -- ISBN 978-7-5478-6766-2

Ⅰ. R26-53

中国国家版本馆CIP数据核字第202403KS81号

民国医家论疮疾

主编　胡颖翀　许　岷

上海世纪出版(集团)有限公司
上 海 科 学 技 术 出 版 社　出版、发行
(上海市闵行区号景路 159 弄 A 座 9F - 10F)
邮政编码 201101　www.sstp.cn
常熟市华顺印刷有限公司印刷
开本 787×1092　1/16　印张 12.25
字数 170 千字
2024 年 9 月第 1 版　2024 年 9 月第 1 次印刷
ISBN 978 - 7 - 5478 - 6766 - 2/R · 3073
定价:78.00 元

编委会名单

总主编 贾 杨 毕丽娟

主 编 胡颖翀 许岷

编 委（按姓氏笔画排序）

王 琼 毕丽娟 许 岷 杨枝青

张 利 陈 晖 胡颖翀 徐立思

蔡 珏

主 审 杨杏林

丛 书 前 言

　　近代中国,社会巨变,从传统走向现代的大转变过程中,新思潮不断涌现。中医受到前所未有的质疑和排斥,逐渐被推向"废止"的边缘,举步维艰。客观形势要求中医必须探索出一系列革新举措来救亡图存,创办期刊就是其中的重要方式之一。中医界以余伯陶、恽铁樵、张赞臣等名医为代表,先后创办中医期刊近300种,为振兴中医学术发挥了喉舌作用。这些期刊多由名医创刊并撰稿,刊名即反映创刊主旨,具有鲜明的旗帜性,在中医界具有广泛影响力;期刊同时也是学术平台,注重发展会员、发布信息,团结中医界共同致力于学术交流。

　　近代中医药期刊不仅承载了近代中医学科的学术思想、临床经验和医史文献资料,全面反映了中医行业的生存状态以及为谋求发展所做的种种探索和尝试,客观揭示了这一历史时期西方医学对中医学术界的冲击和影响,也从侧面折射出近代中国独特的社会、历史、文化变迁。近代中医期刊内容丰富、形式多样,涵盖医事新闻、行业态度、政府法规、医案验方、批评论说、医家介绍、医籍连载,乃至逸闻、小说、诗词,更有难得的照片资料,具有重要的研究价值。所涉研究领域广阔,包括中医学、文献学、历史学、社会学、教育学等诸多学科,是研究近代中医不可或缺的第一手资料。以近代中医期刊为主体,整理和挖掘其中有学术价值和现实意义的内容,无论在研究对象、选题还是内容上,都具有系统性和创新性。鉴于近代医药期刊作为学术界新兴的研究领域,尚处于起步阶段,亟待形成清晰的研究脉络和突出的研究重点,学术界当给予更多的关注和投入,以期产生更多有影响力的研究成果。

　　然而由于年代久远、社会动荡，时至今日，近代中医药期刊多已零散难觅，流传保存情况堪忧，大型图书馆鲜有收藏，即使幸存几种，也多成孤帙残卷，加之纸张酥脆老化，查阅极为不便。由上海中医药大学终身教授段逸山先生主编的《中国近代中医药期刊汇编》（后简称《汇编》），选编清末至1949年出版的重要中医药期刊47种影印出版，是对近代中医药期刊的抢救性保护，也是近年来中医药文献整理的大型文化工程。《汇编》将质量和价值较高的近代中医期刊，予以扫描整理并撰写提要，客观展示了近代中医界的真实面貌，是研究近代中医学术的重要文献，为中医文献和中医临床工作者全面了解、研究近代中医药期刊文献提供了重要资料和路径。

　　上海市中医文献馆多年来始终致力于海派中医研究和中医药医史文献研究，通过对《汇编》分类整理，从中挑选出具有较高学术价值的内容，加以注释评述，编撰成"民国医家临证论丛"系列丛书。2021年出版伤寒、针灸、月经病三种，2024年整理出版金匮、产后病、妊娠病、妇科医案、疟疾、本草、温病时疫、眼科，重点围绕理论创新、学术争鸣、经典阐述、临证经验、方药探究等主题展开研究，试图比较全面地反映近代中医药学术内涵和特色。

　　段教授认为，对民国期刊的整理研究工作要进一步深入下去，对这些珍贵的文献资料要深入研究，要让它们变成有生命的东西，可以为中医工作者所用，为现代中医药研究发展提供帮助。吾辈当延续近代中医先贤们锐意进取、勇于创新、博学求实、团结合作的精神与风貌，在传承精华和守正创新中行稳致远。希望本套丛书的出版，能为增进人民健康福祉，为建设健康中国做出一份贡献。

编　者

2024年6月

前　　言

　　民国时期是中医近现代学术发展的转型期，在学术思想和知识体系方面具有承上启下的重要意义，这一点在现存民国中医专著以及期刊论文中体现得尤为突出。民国时期中医学术期刊已成为开展学术交流与思想论争的重要平台，发表了大量具有学术价值和历史价值的文章与论文。以往这些期刊或是分散各地不易查找，或是因保存需要不易复制。近些年随着段逸山先生主编的《中国近代中医药期刊汇编》丛书的陆续出版，这一情况得以改善。《中国近代中医药期刊汇编》的出版使得研究者能便捷系统地了解民国中医期刊论文的全貌，推进了民国中医学术史的研究。由于《中国近代中医药期刊汇编》以影印原刊的方式出版，阅读和查找都有所不便。特别就展开专题研究而言，如医家医案、专病专辑、流派人物等，研究者仍需要再次进行挖掘与整理，这也是本系列丛书出版的意义。

　　据《中国中医古籍总目》统计，现存民国以前中医外科专著200余种，大多已整理出版。近年来，研究者开始重视民国时期中医文献的整理工作，部分中医外科专著陆续得以出版。相比于明清，民国中医外科由于受西方医学的影响，在学术上取得了诸多新进展，开始出现中西医并用的局面。同时，对中西医学的比较与讨论逐渐增多，这些内容在民国中医期刊中多有体现。以往研究者更为关注民国以来重要的中医外科流派、人物与著作，对民国中医期刊中与中医外科相关的众多文章重视不足。经统计，这些文章的作者有一些是近代中医教育的推动者，有一些是各地的业内人士，也有一些作者生平已无法查找，这些文章可以为研究者了解民国时期中医外科的学术思想、诊治手段、经验心得等提供另一个视角，客观回溯近代中医外科学术的发展历程。

　　鉴于民国期刊中与中医外科相关的内容数量众多，本书限于篇幅，仅集中讨论狭义之疮疡、周围血管与淋巴管疾病。广义中医外科所包括的乳房疾病、瘿、瘤、岩、皮肤及性传播疾病、肛门直肠疾病、泌尿男性生殖系疾病等内容本书未涉及，将留待今后补充。本书外科篇、疡科篇中“实用外科学”“疡科学”为连载文章，整体反映了民国时期中医外科所历经的学术转变。即一方面表现为总结、概括和提炼明清以来中医外科的学术思想与遣方用药，加以肯定；另一方面开始重视西医外科学内容，特别重视引用西医学对外科疾病病理的阐述，出现了中西医学在中医外科领域并存并用的局面。本书各论则以中医外科疾病为纲，分为疖、疔疮、痈疽、发、流注、走黄与内陷、丹毒、臁疮诸小节，收录文章主要是民国医家诊治此类疾病的观念思想、经验技术等，内容多样，具体涉及疾病的预防、疾病的转归与预后、医方与医案、西方新药的介绍等。治疗上常有中西医药比较以及并用的情况，较为客观地反映出当时中医外科在实际诊疗过程中的情况。

　　作者对期刊文章中较为生僻的中西药名、中西病名进行了注释，并对大部分作者的生平情况做了简单介绍。本书总论的外科篇、疡科篇以及各论诸小节在结尾部分皆有编者按，以便读者了解各篇各论的要义。本书收录文章的出处、卷数与年代在文章结尾处有标注，以便读者查找引用。

编　者

2024 年 6 月

编 写 说 明

一、本书收录民国期刊文章均选自段逸山主编之《中国近代中医药期刊汇编》。考虑篇幅原因，本书在外科篇、疡科篇及各论中收录文章范围仅限于狭义之疮疡、周围血管和淋巴管疾病，未收录乳房疾病、瘿、瘤、岩、皮肤及性传播疾病、肛门直肠疾病、泌尿男性生殖系疾病等方面内容。

二、外科篇、疡科篇主要收录以外科、疮疡为关键词的连载文章，连载文章内容包括总论和部分各论，为保持连载文章的完整性，未将其中的各论内容移至本书下篇各论中。外科篇、疡科篇篇末有编者按，以供参考。

三、各论以外科疾病病名为纲，分疖、疔疮、痈疽、发、流注、走黄与内陷、丹毒、臁疮诸节，每节末有编者按，以供参考。

四、本书采用横排、简体，现代标点，对部分段落划分进行了处理。凡民国期刊中的异体字、俗写字，或笔画差错残缺，或明显笔误，均径改作正体字。针对古今字、通假字尽量保持原貌，少部分使用频率较高的古今字、通假字则统一改为通行字，凡遇此类，除首次出现加注说明外，余皆径改。

五、部分期刊原文为竖排，自右向左行文，故称上文为"右"，称下文为"左"，改为横排遇此情况时，均统一改为"上"或"下"。

六、民国时期医药名词术语用字与今通行者或有不同者，予以酌情处理。如若改动，会附注今通用名，以便查阅。涉及药物种类的疑难冷僻字等，则加以简要注释。

七、本书所载象皮等中药材，根据国发〔1993〕39号、卫药发〔1993〕59号文，属于禁用之列，均以代用品代替，书中所述仅作为文献参考。

目　录

上篇　总　论

下篇　各　论

上篇 总 论

外　科　篇

实用外科学

李汝鹏[①]

一、绪言

我国医学创始最早，外科一门，历代均有专家，而所著书籍如：晋之《刘涓子鬼遗方》，宋之李迅《集验背疽方》，窦汉卿《疮疡经验全书》，陈自明《外科精要》，无名氏《急救仙方》，元之朱震亨《外科精要发挥》，齐德之《外科精义》，明之薛立斋《疬疡机要》《外科枢要》，汪石山《外科理例》《冯氏锦囊》《外科集验方》《外科宗要》等。厥后分为正宗与全生两派[②]，如《医宗金鉴》《外科心法》《疡科心得》《疡医大全》《外科百效全书》《外科图说》《外科探原》等，即属于正宗派；其他如马培之外科、许辛木外科、许楣外科、徐洄溪外科等，均属于全生派。正宗派以为诸痈疮疡，皆属于火，故治法宜于痈症；盖旧说火字，参诸新解，系形容炎症剧烈之意，故正宗派之所述痈症，即近代之急性炎症也。全生派认为毒即是寒，解寒而毒自化，清火而毒愈凝，故治法宜于疽症；盖旧说寒字，参照近代学说，系形容炎症进行迟缓之意，故全生派之所述疽症，实即慢性炎症也。当时因缺乏科学常识，各持成见，二派势如冰炭，积不相容，实则互有短长；良以疾病之发生，有诸内而形诸外，医疗之法，亦

[①]　李汝鹏：浙江名医，毕业于杭州私立中医专门学校，曾在中国医药教育社主办的中医高级研究班授课。

[②]　"正宗派"以明代陈实功的《外科正宗》为代表。"全生派"以清代王维德的《外科证治全生集》为代表。而"心得派"则以清代高秉钧的《疡科心得集》为代表。

须明于内,乃可精于外,故欲通晓外科学。对于生理、解剖、病理、细菌,以及内科诸学,均宜先具基础,然后再言外症。消、散、补、托,宜刀,宜针,先后、缓急、轻重之间,参与学理经验,自有正确之准绳。中医之治外症,明乎寒热虚实,如疖、痈、疔、疮、丹毒为热症、实症,属于急性炎症;流注、瘰疬、流痰等为寒症、虚症,属于慢性炎症。如发背、臂疽、胁痈、肢痈等,间有属于半虚半实者,类似亚急性炎症。故检别既消,诸疮大者束之使小,坚者消之使软,寒者温之,虚者补之,不令蔓延,俾易收敛,于治疗上极关重要。外科一切疾病之发生,根据旧有文献所载,由于外因、内因及不内外因三种:风、寒、暑、湿、燥、火六淫为病,系属外因;耳听淫声,眼观邪色,鼻闻异臭,舌贪厚味,心思过度,意念妄生,六欲为病,喜、怒、悲、思、忧、恐、惊七情为病,皆为内因;挑担负重,跌扑打坠①,皆属不内外因。参证新说,外科疾病之发生,由刺激作用而引起炎症。盖刺激之程度,与组织抵抗力之强弱,而反应各异,诱起炎症之刺激,种类甚多,如化学刺激、温热刺激、毒物刺激、电气刺激、动植物性寄生虫刺激,以及传染之害因、遗传之害因等。近世细菌学之研究,日有进步,几至外科所有疾病,亦非细菌不能发生。但证之临床事实,未必尽然,如寒冷温热时所起之炎症,并无细菌。惟持细菌说者,谓组织先受器械作用,因之断裂或缺损,细菌侵入,乃催起炎症。如多数之传染病,因该病原菌之作用,而局部发生炎症,如梅毒病患者即其适例,由是言之,其理亦有可信者。关于外科学之诊断,旧籍所述,即内科学之望闻问切,而稍有不同者,外科之望诊,以疮形为主,审其疮之形势如何,以定表里、寒热、虚实。闻诊以闻声而察盛衰,闻气以验寒热。如疮家气衰言微者为虚,气盛言厉者为实。如疮势塌陷,神昏谵语,为病毒内攻,而侵蚀扩大,将引起可怕之败血症,或脓毒症②。闻气如疮家,脓有醃③气,则腐肉易脱,新肉易生;脓有瀉气④,则腐肉经久溃烂浸淫,而难期治愈。问诊如疮家之痛在皮肤,或肌肉,抑或在骨。如痛在皮肤肌肉,属浅而易治;痛彻筋骨,属深而难疗。腹饥时病痛如

---

① 打坠:疑为打坠,即跌扑打坠落。
② 脓毒症:原文为"浓毒症",下径改为脓。
③ 醃:同"腌"。
④ 瀉气:或指腐酒之味。

何,饱食后病痛如何,喜按或拒按,以定虚实。如腹病则痛甚,不胀不闭,喜人揉按,暂时可安,此属虚痛;如饱食则甚,又胀又闭,畏人揉按,痛不可忍,此属实痛。痛处喜冷,抑或喜热,如痛处定而不移,皮色不变,遇暖则喜,此寒痛也,如皮色焮赤,遇冷则喜,此热痛也。若痛处流走无定,为风痛、气痛也。切诊按之脉,浮数长大者,属热属实;沉迟幽短者,属寒属虚。疮疡溃后,脉宜和静,若见浮数洪大为凶,未溃脉宜壮实,如见沉迟细小为逆。故中医之望闻问切,对外科上之诊断,贡献颇大。再加以近代之器械诊法,则益趋完善,中医外科学,对于病名,大多以部位或形态而命名,与近代之外科学以病变而命名者不同。例如,皮肤脾脱疽,即疔疮。若说发于口围周围者,谓人中疔,或锁口疔;发于眼睑者,曰眼角疔。按照近代学说,系一种脾疽杆菌①,由小创伤侵入而起。此系根据病理变化而名,如颜面丹毒,由皮肤或黏膜之细微损伤,侵入丹毒菌,即连锁状球菌,及葡萄状球菌而起,中医称之曰大头瘟。是以形态而命病名也。故编辑时,殊费斟酌,吾人每于研究论著之外科学时,觉得既笼统,又复杂,而不切于实际。以致初学时分晰不清,茫无头绪,故外科学之急待整理,实迫不容缓也。反观近代西医外科学之进步,如消毒灭菌防腐之精密,手术之完整,靡不详尽,用于临床治疗,遂得到极大效果。每见旧法外科家动手术时,所用之刀针,忽略清洁消毒,以致微生物得以乘机侵入,而酿成极危险之事,尚望有以改良,如洞割之刀针,必用药水揩拭,热汤煮沸;掩护之纱绵,必用泡制,热气蒸煮,其理即防微生物之传染也。中医之外科学,经验及药物,均为数千年来宝贵丰富之遗产,例如解毒剂中连翘、金银花、蒲公英之治疮痈,夏枯草之治瘰疬,山豆根、升麻、元参之治咽喉②,芙蓉叶、黄柏、赤小豆外敷以消炎,白菊花叶捣黄糖外敷之治恶疗,水银、马齿苋、百部外敷之杀菌,硼砂、炉甘石、青黛外敷之防腐等,不胜枚举。盖中药之解毒消炎、消血杀菌防腐之剂甚多,其奏效之神,与西药之般尼

---

① 脾疽杆菌:脾疽即炭疽。感染炭疽杆菌后,脾脏有时会出现均匀的、深色的、浆状的肿块,故也称脾疽杆菌。
② 治咽喉:利咽药物至今临床仍在应用。

西林、大健凰、百浪多息^①等，并无逊色。盖外科上各种疾病之发生，大多皆由细菌，若能直接杀之，或解其毒，或刺激身体，产生一种抗体以杀之，或解除炎症时之血管扩张，及血流障碍，或制止发炎部血球游走于血管之外以消炎，皆为最有价值之治疗。上述之解毒剂，在科学未昌明前，已能应用自如，故旧有之精华，更宜促其发扬光大。从事整理，一则取西医之长，补己之短，成一有系统之学术，俾便临床上有切实之裨助。本著命名《实用外科学》，盖亦基于上述之意，惟后者学识浅陋，漏误必多，望海内同僚，进而教之，寰所企幸！

二、炎症、脓疡、肿疡

外科疾病中最重要者，当首推炎症。盖炎症为外科疾病发生时必经之过程，炎症之病理现象，系因血管运动神经之障碍，致血管壁变质易于渗漏血浆，且为发炎物之刺激^②，诱引白血球出于血管之外，并致局所组织细胞之增殖者也。

发赤、肿胀、灼热、疼痛，为炎症之四主征，近更加入官能障碍，合为五主征。发赤为局部之充血现象；肿胀为局部之隆起，由于血液或浆液渗出所致；灼热因局部血管扩张，温度增加故也；疼痛系因局部知觉神经受刺激，同时兼有渗出物压迫所致，是以组织之紧张度愈强，其疼痛亦愈甚。但疼痛性质，依所在部位而异，在皮肤如灼如刺，在黏膜略有痒感，在肌肉若断裂然，在骨则发钝痛。官能障碍与炎症强弱，及局部营养状态，有密切关系，故官能障碍之强弱，与炎症消长为正比例。然此五主征，非为每一炎症必发之症候，尤其在慢性之炎症，往往有缺之者。

发赤、肿胀等，在身体表面之际，可由望诊而诊定之。至于触诊，则径定其炎症已否化脓，及验其生熟深浅，如按之陷而不即高，顶虽温而不甚热者，脓尚未成；按之随指而起，顶已软而热甚者，脓已满足。小按便觉痛者，脓浅也；大按方觉痛者，脓深也。西医则用普拉甫阿兹氏注射器行试验穿刺，及

---

① 般尼西林、大健凰、百浪多息：般尼西林（penicillin）为青霉素。大健凰（dagenan）为磺胺吡啶，进口于法国。百浪多息（prontosil）为偶氮磺胺药物，进口于德国。
② 刺激：原文为"刺戟"，下径改。

检查瘘管之长短方向所用之消息子①，检查喉头膀胱等之照镜装置，用于穿刺之套管针等，以行器械诊法。其他如听诊，可辨炎性面互相摩擦所生之摩擦音，及嗅诊之易识有无异矣者，均可补炎症诊断上之不足。

炎症之种类，呈浆液性渗出物者，称真性浆液性炎。见于炎症之初期，主由小刺激而生，缺乏蛋白质及血球，为各炎症之最轻者，故其持续时间亦短；其最易发生渗出物多量之部分，系腹膜、肋膜、滑液膜三者。若浆液限局，郁积于皮下，则成水泡，如各种皮肤炎症，痘疮初期，以及火伤第二期等皆是。其渗出物凝固而成纤维状者，曰纤维性渗出物，称纤维性炎；纤维性渗出物混有浆液颇多者，曰浆液纤维性渗出物，称浆液纤维性炎。呈脓性渗出物者，即真正化脓性炎。有脓球及少许之赤血球，系由诸种之霉菌、葡萄状球菌、连锁状球菌，而起化脓作用，可视为诸渗出物中之最重者。脓由脓球及脓浆而成，为带黄绿色或黄灰白色乳状黏稠之液体，脓球沉于下层，脓浆浮于下层，脓球又称脓细胞，系白血球之稍退化分解而成，胞浆乃血浆之变化，及组织之溶崩血起，脓中含有多数之赤血球者，称出血性化脓性炎。为霉菌作祟，致组织败坏，放甚烈之恶臭，生油脂状糊粥者，曰腐败性炎。其实布的里性渗出物，即使黏膜腐死，与纤维性渗出物相混，形成颇厚之假膜者，曰实布的里性炎，又称坏疽性炎、化脓性炎症。其于黏膜而发生者，名脓性，其分泌物纯为脓汁者，名脓漏。组织实质内含有脓汁者，名脓性浸润，其蔓延于皮下松粗结缔织者，名蜂窝织炎。组织中脓汁限局于一部者，名脓疡。于身体上之一部发生化脓性炎症时，而脓汁下行，形成脓疡者，名下垂性脓疡。其于浆液腔内潴留脓汁者，曰蓄脓；其于皮肤上形成脓性囊疱者，曰脓疱。经过化脓性炎症后，其组织向内或外形成管道者，曰瘘管，瘘管形成后，脓汁可从此排泄。日后或以肉芽组织发生而全治，其不形成瘘管而生组织缺损者，曰溃疡。同一溃疡，其浅在表面者，曰糜烂。中医以虚实分脓之色质，实者多稠黄脓，虚者多稀白脓，半虚半实者多稠白脓，脓出如纷浆如

---

① 消息子：应为扩张器或医用探条，西文原文为 bugies。

污水者,谓之败浆,不治之证也①。

炎症经过之时期,本其经过之久暂,进行之迟速,别为急性炎与慢性炎二种。急性炎者,为一时所加之刺激,是甚剧之症候,突然而始,突然而终,具有上述炎症之五主征。旧说痈症,热壅于外,其肿高,其色赤,其痛甚,其皮薄而泽,其脓易化,其口易敛,其来甚速,其愈亦速,是以痈症可代表急性炎症也。慢性炎症则相反,因于长时继续之刺激,而频回反复时所生之炎症,炎症久存于组织,使组织变性,及渗出物之持续时日,以致延迟治愈者。旧说疽症,结陷于内,其肿不高,其痛不甚,其色沉黑,或如牛领之皮,其来不骤,其愈最难,是以疽症可代表慢性炎症也。位于急性炎与慢性炎中间者,曰亚急性炎,犹旧说之半虚半实症也。此外又有称热性脓疡者,乃急性炎之结果,因急性炎症候剧烈,温热及充血较甚。寒性脓疡者,乃慢性炎之诱引,因慢性炎经过缓慢,局部之温度较低。其他如起于一皮脂腺周围之化脓性炎,曰疖疡,当于以下各节分述之。

一切炎症之治愈机转,因渗出物吸收变性,组织复旧②,每当炎性刺激除去后,血液成分渗出停止,恢复正常状态,既存之渗出物亦被吸收,或排除体外,变性坏死组织则以再生机转,补其缺损。若变性刺激长久存在,则治愈机转亦将因之延缓。又如血管壁之变化,因正常血液输入而恢复,其时血管壁之营养状态与平常无异,若其变化轻度,而炎性刺激如器械作用、温度作用等,为一时性者,则恢复甚易。反之炎性刺激为细菌,长存于组织之内,发育繁殖,逞其作用,则管壁之变化必较甚,而恢复较难,且有蔓延进行之倾向。盖炎症之转归有三:① 为一部或全身之死亡,即一部陷于坏死或全身死亡为转归是也。当坏死之际,结缔织常新生以补足其缺损部分,其结缔织乃上皮麻尔氏纲③及皮腺细胞二者,新生而营所谓瘢痕形成,初为小圆形细胞,即肉芽细胞,形成毫无杂质之幼嫩组织,而此圆形细胞,在一部增殖,与

---

① 强调了以色辨别脓之虚实的方法。
② 复旧:指恢复原来的样子。
③ 上皮麻尔氏纲:据许半龙《中国外科学纲要》,上皮麻尔氏纲应指 Malpighi 网,发生在上皮细胞。意大利科学家 Marcello Malpighi(1628—1694)是毛细血管发现者。

自他部游走而来之不动结缔纤细胞，及潜出之白血球，共集合为小颗粒，此小颗粒，即称肉芽①，自血管壁新生之许多小血管，受纳营养，渐次变化，遂成纤维结缔织，是称瘢痕，而瘢痕组织之发生过剩者，更名瘢痕息肉，即中医所谓疤菌也。② 为之治，若一部之状态，适于促渗出物之吸收，则坏死组织自能吸收，如是所生之组织，缺损渐小，而不越定限，则直于其间新生固有之细胞，即上皮生上皮，筋生筋，不久全治，至不留炎症之痕迹。③ 为炎性败颓，半成组织之慢性化脓，半致组织之肥大，慢性炎以此种转归为多。

肿疡在昔日，不问其原因及性质如何，凡身体一部肿起者，均名之曰肿疡。近世病理学之脓疡定义，较昔严密，但在临床上仍泛用其名，其实外观虽同为肿疡，而内容则种种不一。病理上所称肿疡者，与普通之肿胀物不同，属于特别病变，自能发生，自能长育，虽亦由组织增殖而成，但无一定之目的及终局，且无官能裨益于全身，实一种组织新生物，因核之间接分裂，而生长增大，遂全新生血管，得营养而益蕃殖②。

肿疡之原因，由胎生时胎生基础之不均整，例如当属中胚叶之细胞，错刻于上胚叶之内，有由某种细胞群，迷入他组织内，及全身发育后，遇有机缘，其迷入之细胞，即发育增殖而成；至其诱因，则关各人时有之素质，如遗传，特异之刺激，即器械的、化学的、炎症之局部刺激，并神经系统之障害③等而起。

肿疡通常陷于脂肪变性、干酪变性、黏膜变性、胶状变性、糊粉状变性、玻璃状变性、石灰状变性、骨状变性，及坏死等，并往往破皮肤或黏膜而生溃疡。其不生转移之肿疡，曰良性肿疡；生转移之肿疡，曰恶性肿疡。前者鲜破溃周围之组织，且其生长急缓慢；后者为局部之再发，周围之组织悉破溃，故其成长极迅速，至由年龄言之，则少壮者速，而老年者缓也。

肿疡之诊断，可由视诊触诊检定之。视诊可诊其形状、大小、色泽、发生部位等；触诊可诊肿疡之软硬，与皮肤之关系，淋巴腺之肿胀，移动之难易，

---

① 肉芽：此为肉芽组织的形成过程。
② 蕃殖：当作"繁殖"，下径改。
③ 障害：指阻碍，妨碍。

波动,搏动,摩擦音之有无等;问诊可诊遗传之有无,年龄、经过、职业及其他病之有无,官能之障害,诱因之如何,疼痛之有无等。中医所称瘿瘤,如肉瘤、筋瘤、豆渣瘤等,皆可属于肿疡范围之内。

(一)疖

【病原】疖乃皮脂腺、毛囊、汗囊周围发生急性炎症。其病原为皮肤不洁,各种化脓菌,如葡萄状球菌、连锁状球菌[①],往往因摩擦搔爬而侵入,致起本病,中医所谓由暑热侵入,伏于肌肤,凝结不解而成。

【症候】本病分为皮脂腺疖与汗腺疖二种。皮脂腺疖,又名毛囊疖。发生于毛囊及毛囊周围。盖病毒由毛囊口侵入,始则毛发中生鲜红色小结疖,或生脓疱,每当硬结发赤,疼痛剧甚之时,往往发热。数日后,中央破开,流出脓血,坏死之物既去,疼痛渐止,其空洞之肉芽面,即能填补,充满成为圆形瘢痕,作暗赤色。次为汗腺疖,初发时,于皮肤之下层,生结节状之硬块,以指推之,稍能移动,增大后上近表面,红赤肿胀,此时觉疼痛更甚,有波动,继则崩溃,化脓之组织,遂穿破皮肤,与脓血共出于外。此症与前症相较,经过稍长,疖之发生部位,凡皮脂腺汗腺之处,皆能发生,生于头部、颜面、臀部者甚多。汗腺疖多生于腋窝、乳房、阴囊、会阴、阴唇等处。夏季于头部、颈部、臀部、大腿各处,生多数之汗腺疖,即多发性疖肿,中医称之曰蝼蛄疖,大约以营养不良,皮肤干涸之小儿青年患者较多。由暑热而成者,大如梅李,相联三五枚,溃破脓出,其口不敛,日久头皮串空,如蝼蛄串穴之状。由胎中受毒者,其疮肿势虽小,而根则坚硬,溃破虽出脓水,而坚硬不退,疮口收敛后,越时复发,本毒未愈,他处又生,甚属缠绵,发热不退,身体羸瘦衰弱,俗称之谓热疮者,亦疖类也。

【预后[②]】本症数日可愈,重者亦不出数星期即愈。然间有起全身症,并发淋巴管炎、淋巴腺炎,续发蜂窝织炎、栓塞性静脉炎、脓毒症、衄血症[③]而毙者。

---

① 连锁状球菌:即链球菌,下径改。
② 预后:原文为"豫后",下径改。
③ 衄血症:《灵枢·百病始生》云"阳络伤则血外溢,血外溢则衄血"。

【治疗】本症初期,宜用金黄散调软膏贴之,以冀其吸收消散,如顶软脓已满足者,宜行切开术,掺九一丹,内服银翘散、荆防败毒散,二方酌用,可能奏效。至于有并发症者,宜随症施治,行全身疗法、对症疗法,不可观望姑息,致令症候变危也。

1. 金黄散方　天花粉一两,黄柏五钱,白芷三钱,厚朴三钱,陈皮三钱,苍术三钱,煨南星三钱,生甘草三钱,共研细末,用凡士林或麻油调敷。

方义:天花粉、黄柏、大黄之消炎退肿,白芷、南星之止痛,厚朴、陈皮、苍术去滞收湿,生甘草之解毒。

2. 九一丹方　熟石膏一两,黄灵药①一钱,研极细末外敷。

方义:石膏有消炎、退肿、收湿之功,配以黄灵药之拔毒去腐灭菌,为外科之要剂。

3. 银翘散方　金银花三钱,净连翘三钱,桔梗一钱,薄荷一钱,竹叶一钱,荆芥一钱,淡豆豉一钱,牛蒡子一钱,鲜芦根三钱,生甘草一钱,水煎服剂。

方义:银花、连翘之解毒清血,薄荷、荆芥含挥发油,有发汗作用,能旺盛皮肤血行②,桔梗、牛蒡排脓消炎,淡豆豉之健胃,竹叶、芦根之利尿,有消炎作用,甘草之和缓解毒。

4. 荆防败毒散方　荆芥一钱,薄荷一钱,防风一钱,柴胡二钱,枳实二钱,桔梗一钱,赤苓三钱,川芎一钱,羌活一钱,独活一钱,人参一钱。水煎服剂。

方义:疖疮初起时,在皮肤腠理间,可用发汗剂散之。新说发汗剂,能扩张皮肤血管,改良之处血行,可促进治愈,《内经》所谓"汗之则疮已"也。荆防败毒散为一普通之解热发汗剂,用于疖痈之初期有效。至于疖痈等疮,滞于肌肉之间,而已成脓势者,所谓在化脓期内,又如七情六欲,膏粱③之变,骤成疔毒者,用药时应解毒清热排脓,不宜发汗。故张仲景曰:疮家虽身疼痛,不

---

① 黄灵药:即黄升丹。
② 结合了中药化学和中药药理的知识。
③ 粱:当作"粱",下同。

可发汗,汗之则痉。其意证诸新说,即在化脓期内,为菌毒入血之征,专用发汗剂而不兼解毒清血之类,菌毒由血液或淋巴之媒介,侵蚀扩大,致引起可怕之全身症。如脓毒症、败血症等之中毒现象,波及于脑,致成脑中毒,而现痉症。故李东垣曰:治疮疡,治表不云发汗,而曰托里,实有深意也。

5. 附多发性疖肿验方(外敷剂)

(1)百草霜方:百草霜研细,麻油调敷。

(2)松香方:葱二两,生姜一两,松香四两,同煮至老嫩得宜,去葱姜,乘热箍患处,留头出脓,自易收口,且不乱窜。

(3)尿浸石膏方:尿浸石膏一两,升麻一钱,极热细末,麻油调敷,石膏须尿浸五年以上者,用之极效。

6. 附黄灵药方及制法 食盐五钱,明雄黄五钱,黑铅六钱,枯白矾二两,枯皂矾二两,水银二两,火硝二两。先将盐铅溶化入水银,结成砂子,再入雄黄、二矾、火硝同炒干,研细,入铅汞再研,以不见星为度。入罐内,泥固济①,封口,打三炷香,不可太过不及,一宿取出视之。其黄如金,约有二两,为火候得中之灵药。如要色白,去雄黄五钱;要色红者,用黑铅九钱,水银一两,枯白矾二两,火硝三两,辰砂四钱,明雄黄三钱;要色紫者,加硫黄五钱,升炼火候,俱如前法。凡升打灵药②,砂要炒燥,矾要煅枯,一方用烧酒煮干炒燥,方研入罐,一法凡打出灵药,倍加石膏,和匀,复入新罐内,打一枝香久,用之不痛,即通常所用之九一丹方,惟分量不同耳。

(二)痈热性脓疡

【痈之分类】中医对于痈类,名称颇多,依据部位而言,如发于头部鳝瘪头③(即头皮脓疡),发于腋下之腋痈(即腋窝脓疡),发于腿部之腿痈(即下腿脓疡),发于乳房之乳痈节(乳房炎)等,不胜枚举。

【病原】由于血行障害,各种化脓菌,如葡萄状或连锁状球菌等之侵入,或多数之疖,聚生一处,故其炎症剧烈,其蔓延于表面及深部之倾向,甚为显

---

① 固济:指严密封闭。
② 升打灵药:炼丹术语,即指升药,一般含有水银、硝石、白矾等成分。其中"升"与"打"同义。
③ 鳝瘪头:也称鳝贡头、鳝拱头、蟮拱头,俗名蛇走疖,即为头部穿掘性毛囊周围炎。

著,中医所谓火毒逆于肉里,其发甚暴,亦指其炎症剧烈之意。

【症候】局部潮红,灼热,肿胀,疼痛,呈银圆大至碗大隆起,轻症渐柔软而消退,重症形寒壮热不退,经过甚速,呈波动状而化脓,脓液稠厚,脓血排去后,皮下生广大之窜洞,然后渐渐发生肉芽以充填之,经过四五星期后,约可治愈,多发于顶部背部等处。

【预后】多良。然炎症蔓延四周,复于附近新生坏疽,生新空洞,则肌肉之缺损更大,有发高热及剧烈之全身症状,引起衰消耗,陷入败血症而死亡者。

【注意事项】及痈疖等,初起时,须速就医诊治,切不可用不洁之手爪搔挖,未消毒之刀针穿刺。设不幸而恶,化脓菌得以乘机传染,必致酿成大危险。其已破溃者,切不可用不洁之纸片及布片擦拭,亦恐其传染恶菌也。又不可用强力挤脓,恐脓毒窜入血中,致酿成极危险之败血症,不可不加注意。

【治疗】

1. 外敷剂

(1) 消炎软膏:芙蓉叶一两,生大黄一两,生南星四钱,升麻五钱。

(2) 防腐软膏:硼砂二两,青黛五分,升麻一两。

(3) 消肿软膏:杜赤豆,芙蓉叶,各等分。

(4) 马茎苋膏:用苋汁调软膏外敷。

(5) 清凉软膏:硼砂一两,煅人中白四钱,黄连二钱,南薄荷一钱,冰片一钱,青黛一钱。

前五方用于痈症初起时。红肿,焮痛[1],功能清热、退肿、止痛,即阻止细菌之繁殖,可预防肌肉之腐化。

(6) 万灵膏方(硬膏之一):当归身,川芎,桑寄生,大生地,蒲公英,金银花,川黄柏,山茨菇,生百部,蛇床子,炙甲片,炙升麻,冬瓜皮,茜草,土茯苓,白菊花,羌独活,川桂枝,北细辛,川乌,草乌,南星,白附子,香白芷,白芥子,红花,赤芍,泽兰叶,大戟,花槟榔,生大黄,苍耳子,青香附,生首乌,延胡索,

---

[1] 焮痛:原文作"掀痛",改为焮痛。下径改。

制僵蚕,黄芪,苦参,大枫子,胡椒,荆芥穗,白蒺藜,天花粉,川牛膝,淡黄芩,煨天麻,闹羊花。以上各五钱,调膏听用。

前方万灵膏,用于腋痈,胁痛,腿痛等疮,间有漫肿不高,微痛不甚,微焮不热,属于恶急性炎症,中医所谓年虚半实半阴半阳者,方中之辛温甘温之品,如归、芎、芪。

以附、二活、二乌、细辛、白芷之类,能扩张肌表,使血行旺盛,再配蒲公英、黄柏、银花、茯菇、百部等药之解毒消炎,大黄、红花、赤芍、泽兰等之退热,天麻、闹羊花之止痛,所谓寒热并用之混合剂,兼敷一切无名肿毒。

2. 附膏剂制法　上列各方,研成极细末,另以松脂、黄蜡①、麻油三者,混合煎之,使稀稠得所,加入药丸搅匀即成。松脂、黄蜡、麻油,等于西药之凡士林,为膏药之基质,涂布于皮肤,即成脂肪浸润,能柔软其皮肤,可增强对外来刺激之抵抗力,或用以掩护伤口,在表皮脱药之时,可以避免外来之刺激。例如和以上列各方一定成分之药物,则该药物藉脂肪之引导,浸润于皮肤,奏收敛防腐之效,或由皮肤吸收入体中,奏吸收作用(凡非挥发性之物质,以水溶解,涂于皮肤,则为皮脂所阻碍,使药物不能直接浸润其皮肤,失去消散之功效,设取用脂肪溶解,或与脂肪混合②,则能浸润皮肤,奏吸收作用)。药膏可随使用之需要,制成软膏、硬膏,或流动液体。松脂比例增加,可使药膏之硬度及黏度增强;黄蜡比例增加,则增硬度而不增黏度;麻油比例增加,则成软膏及流动液体。按照三药比例成分之加减③,而药之膏软硬不同,冬季天气寒冷,药膏容易硬结,故宜用软膏,夏季相反,宜用硬膏。

(1)去腐排脓散:煅石膏一两,硼砂五钱,辰砂五钱,冰片二分,研极细末用。

九一丹(方详见疔类治疗)。

上二方用于痈症溃后,功能排脓,腐生肌。

(2)去腐软膏:乌贼骨一两,乳香一两,绿青二两,枯矾五钱,胆矾五钱,

---

① 黄蜡:即蜂蜡。
② 合:原文为"和",径改,下同。
③ 此为条药膏的制作技法。

黄蜡八两,松脂十两,麻油六两。

上方用于痈①疽等疮后期,功能止膜血、吸腐、生肌、收口,先将麻油、黄蜡、松脂三味,入锅煮溶,去尽水分,后去火,用纱布滤过,置冷处,待上面生薄膜时,下乌贼骨、枯矾、乳香末,不住搅拌混合,待全冷后,加胆矾、绿青,搅和如上,经一昼夜,加醋一合(醋先煮熟),搅和至纯青色候用。乌贼骨即海产动物墨鱼之骨,其成分为磷酸钙,胶质,有收敛作用。绿青即石绿,为铜矿中绿色之块粒或粉末,其成分为盐醋酸铜及恶砒酸,有灭菌及收敛作用。胆矾即硫酸铜,为收敛剂,能收缩血管,有消炎、退肿作用。乳香为一种树枝,其成分为挥发油、树脂、胶质,有止痛、收敛、消炎作用(此药有油质,不易研末,可用隔纸略焙,去油,则易研)。枯矾即明矾,经火烧而去其水分者,有收敛、止血、燥湿、解毒、灭菌、止痒作用。

3. 洗涤剂

清凉药水:金银花、野菊花、红花、硼砂、炉甘石,各等分,以十倍水煎汁沥静去渣,候冷听用。

上方于敷药前,可用以洗涤创口,能消炎、防腐、解毒(一切急性炎症及热性脓疡均可用)。

4. 冷器法　以冰水于冰囊,而冷却患部,则患部之疼痛或充血减退,现今最常用者,乃与浸于制腐液之绵纱,尽缠络于患部之法,而依体温之作用,变为湿器法,施湿温作用于患部,收消炎之效(用于痈、丹毒等,一切急性炎症之初起者)。

5. 手术之法　如痈疽脓疡之急性者,切开患部,除去炎生物,而使治愈之方法也,开刀前应须辨脓。苟脓未成而妄行之,则鲜血直流,病人徒受痛苦。凡手按之坚硬者,无脓之象,按之不热者无脓,热者有脓。按之大软者,内膜已熟,半软半硬者,脓未全成。按之抬起即复者有脓,不复者无脓。按之实而痛甚者,内必是血,大抵痈疽疮疡,先宜出黄白稠脓,次宜出桃花脓,再次宜流淡红水。如脓出如粉浆污水者,谓之败浆(即西医所谓恶液质者),

---

① 痈:原文作"癕",今改为"痈"。"痈""癕"古字相通,"癕"又与"壅"相通。由于考虑病名使用的历史,下文酌情改之。

不易治愈。外称之执刀法,系置拇指于一方,置四指于他方,以肘关节或肩胛关节运力,故得施十分长而平等之切开,即鼓弓状执刀法(可施于较大之疮痈)。又法其一方为拇指,他方之上为食指,下为中指,而执刀恰如日常持笔然,运刀主于指关节者,谓之执笔状执刀法(可施于较小之疮痈)。例如切开脓疡,则当右手执刀,以左手拇指及食指,固定切开部之皮肤,而稍紧张之,加刀于两指之间,徐徐切开,待脓血挤尽后,再以敷剂佐之,促其治愈。通常所用之器械,如直刀,刀刃之直者;弯曲刀,刀刃之弯曲者;有腹刀,刀刃之凸出作鱼腹状者;尖刀,刀端之细尖者;弯尖刀,尖刀之弯曲者,及剪红腐肉之直剪刀、弯剪刀。用于刺血之三棱针,探创口深浅之探针,以及镊子、钳子、挖匙、剃刀等,随临床之需要而应用,刀质以不生锈,且便清毒者为原则。

6. 内服剂　初起可服发表剂,如荆防败毒散,佐以消炎解毒之品。如炎势进行时,宜仙方活命饮、神授卫生汤,二方随症参用。痈症愈后,如现身体衰弱或贫血时,可服滋养强壮剂。胃机能衰弱时,服健胃剂等(参诸内科各方应用)。其有余毒未清,续发疮、痧、疖者,宜用解毒清血之品,清理余毒。

(1)荆防败毒散:方详疖类治疗。

(2)仙方活命饮:穿山甲三大片,炒皂刺二钱,归尾二钱五分,金银花三钱,赤芍二钱,炒乳香五分,没药五分,花粉三钱,防风二钱,白芷一钱五分,浙贝母二钱,陈皮一钱五分,甘草节一钱。

以上穿山甲、皂刺之消肿止痛排脓,花粉之清热消炎,归尾、赤芍之清血活血,乳香、没药之止痛,银花之解毒,防风、白芷能扩张肌表血管,白芷兼有防腐制①酵作用,浙贝能化脓,陈皮、甘草节之和缓诸药,兼有健胃解毒轻微作用。

(3)神授卫生汤:鼠粘子②刺一钱,防风二钱,羌活二钱,炒白芷一钱,穿山甲一钱,连翘二钱,归尾二钱,乳香五分,沉香六分,金银花三钱,石决明六分,天花粉三钱,甘草节一钱,红花二钱,酒制大黄二钱。

---

①　制:为制约之义。
②　鼠粘子:即牛蒡子。

上方羌活之镇痛,连翘之消肿利尿,沉香之消散止痛,石决明之消炎,红花之清血活血,大黄之消肿逐瘀。

【按】仙方活命饮及神授卫生汤二方,治一切癣疮发背疔疮,随症候之需要,加减用之,于解毒、消炎、行瘀、解肌、活血、排脓、止痛、清热、利尿,均有卓效,中医所谓表里两实之剂,故功效甚远,称为疮痈之圣药。

(三)疔疮(皮肤脾脱疽)

【病原】疔疮者,言疮如钉丁之状,其形小,其根深,由脾脱疽捍菌①自创伤或呼吸器侵入而起之疾病,主袭兽畜,然与此等兽畜接触之人,例如牧者、屠者、兽医等,感染此病之机会最多。中医谓疔疮受蛇蛊之毒,疫死牛马猪羊之毒为主因,恣食厚味,及受四时不正之气为诱因。

【症候】自皮肤感染者,经数日之潜伏期后,生有灼热瘙痒感之小蓝色斑,此小蓝色斑渐生硬形结节于其上,形成脓疱,次在周围组织生转移性脓疱,广发水肿性肿胀,此局部之症候。约继续四十八小时至六十小时后,随发全身症候,即强度之衰弱。头痛、四肢痛、高热、谵语、下痢等症,重症多继续约一周日而死于虚脱之下。轻症转轻快而治愈,自肠感染者,呈呕吐、下痢、皮肤青蓝色等之急剧经过,及续起之虚脱为特微,此即中医所称内疔者。自肺感染者,则并发急性肺炎,俗称走黄者。因炎灶之转移,或由细菌产出之溶解性毒物,侵入血中(即中医所谓疔毒走入营分)而酿成败血症(败血症系腐败性之霉菌,及其产出物之腐败毒,自创伤或炎灶侵入血中,致血液变调)。其急性者,呈高热,嗜眠、昏谵,呕逆,脉搏频数,继之体温下降,唇青,身冷,以至于死亡。亚急性者,即患部炎势侵入淋巴管,中医称之为红丝疔是也。

【预后】如早期施有效之外科疗法,可能痊愈。由肠、肺等内部之传染者,其预后险恶,殆不可救。

【诊断】生于头项胸背者最急,生于手足骨节间者稍缓。一疔之外,别生小疮,名曰应候;四围赤肿而不散漫者,名曰护场;四旁多生小疮者,名曰

---

① 脾脱疽捍菌:即为脾疽杆菌,皮肤脾脱疽恐译自德文 hautmilzbrand,英文为 skin anthrax。

满天星。有此者缓,无此者急。初起或发寒热,或发麻木,及呕吐,烦躁,头晕,眼花,舌硬,口干,手足青黑,胸腹胀闷,精神沉困等症候。即宜遍身寻认,凡须、发、眼、耳、口、鼻、两腿下、肩下、手、足、甲缝、肛门、阴户等处,留心细看。初起患部颜色微白,二日大白,三四日转至青紫色,疔头溃脓,口外多小疮,如蜂窝,四围赤肿,无七恶症者为顺(七恶:一恶神色昏愦,烦躁口干,疮色紫黑,言语呢喃;二恶身体强直,目睛邪视,惊悸,疮顶流血;三恶形体消瘦,疮形坚陷,脓清臭秽;四恶皮肤枯槁,痰多气促,鼻塌喘急;五恶时时引饮,咽若燎烟,形容黧黑,囊缩;六恶身体浮肿,肠鸣呕呃,大肠滑泄;七恶疮形倒陷,有如剥蟮,时流污水,四肢厥逆[①])。若初起似疔非疔,色灰顶陷,如鱼白,如蚕斑,疱[②]色青紫,软陷无脓,见上述七恶等症者为逆。如肿势蔓延,神昏烦躁,菌毒由血液之转移,而酿成走黄,最为危险。红丝疔流走亦速,生于手者,其红丝至胸;生于足者,其红丝至脐;生于头面者,红丝至喉,俗称红丝攻心。现全身中毒现象者,皆属逆症。

【别名】中医大多随部位而命名,如颧疔,反唇疔,锁口疔,抑浆疔,人中疔,眉心疔,黯疔,火焰疔,白刃疔,紫燕疔,黄鼓疔,黑靥疔,合谷疔,蛇头疔,鼻疔,黑疔,牙疔,古疔,冷疔,红丝疔,内疔,羊毛疔,刀镰疔,痘疔等,不胜枚举。

【注意事项】切忌酒肉,刺激性食物,如患处在颜面,尤忌切开,因切损之静脉,有吸收细菌毒素之作用,深入内部,而有诱起脑膜炎之危险。

【治疗】

1. **外治手术及针法**　疔疮贵乎早治,古谓疔疮先刺血内毒,宜汗泻,禁灸不禁针(谓疮在头面手足,禁灸不禁针也),怕绵不怕硬(谓疔毒硬如铁,则疔毒聚而不散易治,若疮软如绵,则毒散走黄,殊为凶险也),皆有至理。盖疔疮为外科之急性炎症,外治不得法,每令走黄,死亡最速。而治疗之法,亦至繁博,有谓疔毒初起,即当刺去,使毒随血出,其病即轻,有谓疔疮最忌开刀,误犯每成走黄,故俗有"疔疮开了头,气力大似牛"之说。二派立论,各不

---

① 内容大致同于"痈疽七恶歌",后者见于张觉人编《外科十三方考》。
② 疱:同"疱"。

相合,每令学者无所适从。其实各有其是,亦各有其非。夫疗疮之欲刺者,使毒随血出也。然刺后无拔疗之药引之,则血虽出而毒反不去,未开刀前毒势聚而不散,即开刀后,如群蚁无首,各自乱窜,以致走黄。故疗不忌刺,最忌刺后无药引也。如立马回疗丹,即引药也。然敷药后不知痛,此毒菌未出,仍易走黄,必再深挑之,以药入知痛,脓水时流出,则毒菌外泄,不致走黄矣。又法治疗,不在挑去疗顶,而在刺断其根,如面部生疗,刺身柱穴(穴在背脊第三脊骨下空隙中,刺入五分,约一分钟取出)。见血为轻,不见血为重,须隔四小时再刺,可免疗毒走黄。手部生疗,刺合谷、曲池(合谷在手大指次指岐骨间陷中,曲池在肘下辅骨屈时横纹头陷中,以手拱胸取之)。足部生疗,刺委中穴(委中穴在足膝后屈处,腘中央纹动脉陷中,拟脉伏地取之)。以上刺法,可令疗根断却,疗头即焦,不必刺头也。故治疗层次,敷药为上,针刺次之,开刀又次之,开刀不用药引,必走黄矣[①]。疗疮走黄时,视疮上必有红筋一根胀起,速以针刺红筋,令毒血泄尽,症候可转轻快,如遇红丝疗,急用锋针于红丝尽处,砭刺出血,可制止炎症之侵蚀蔓延,再于初起患挑破,即用蟾蜍条插入,以黄连肌膏摄护疮口,奏效甚速。

2. 外敷剂

(1)苍耳根叶方:以根茎叶任取一束,烧灰存性,醋泔蓝靛和如泥。先将疮中央及四周刺破,令血流出,拭净敷之,约敷十余次,疗根拔出,症即减轻。

(2)鲜菊花叶方:以菊花叶捣汁,不拘多少,黄糖调敷。春夏或以芭蕉根叶捣汁亦可。

(3)神效疗膏方:松香二两(煎汁澄清,入松香煮烂取出,纳冷水中,少时再煮,以白色为度),百草霜五钱(取烟煤刮下筛净,研极细无声为度),乳香三钱(去油,研极细),没药三钱(去油,研极细),白蜡二钱(切为粗米),黄蜡一两(刮取片),麻油六钱,铜丝五钱(研细,过绢筛,再研,无声为度)。先将麻油入锅煎滚,次下松香,候稍滚,再下白蜡,候稍滚,再下黄蜡,候稍滚,

---

① 治疗步骤合理严谨。

再下乳香、没药，候稍滚，再下铜绿，候稍滚，再下百草霜。煮溶后，在锅内冷透，搓成条子，和丸如桂圆核大收存。临用时呵软捏扁，切勿见火，贴于患部，顷刻止痛。次日肿消即愈，已破溃者，亦可敷贴。

（4）立马回疔丹：轻粉一钱，蟾酥一钱（酒化），乳香六分，白丁香一钱，朱砂一钱，雄黄三分，麝香三分，灸①蜈蚣一条，金顶砒五分。

上为细末，面糊搓如麦子大，凡遇疔疮，以针挑破，用一粒插入孔内外以膏盖，迫出脓血疔根为效。

（5）附制金顶砒法：用铅一斤，小罐内炭火煨化，投白砒二两于化烊铅上，制烟尽为度，取起冷定打开，金顶砒结在铅面上，取下听用。

（6）黄连膏：黄连三钱，黄柏三钱，当归尾五钱，生地一两，姜黄二钱，香油十二两。将药炸枯，捞去渣，下黄蜡四两，溶化尽，用布将油滤净，不时搅之，候凝成为度（作疔疮之摄护剂）。

（7）蟾酥丸：蟾酥二钱（酒化），轻粉一钱，铜绿一钱，枯矾一钱，寒水石一钱，胆矾一钱，乳香一钱，没药一钱，麝香一钱，朱砂三钱，雄黄二钱，蜗牛二十个。

上各为末，先将蜗牛研烂，同蟾酥和研稠黏，方入各药，共捣极匀，丸如绿豆大，或搓条，随症用之。

3. 洗涤剂

蒲公英菊花方：蒲公英五钱，甘菊花五钱，以冷水两碗煮汁，滤渣洗患处。

4. 内服剂

（1）五味消毒饮：金银花三钱，野菊花三钱，蒲公英二钱，紫花地丁二钱，天葵子一钱，以冷水三碗煮服，有消炎、解毒、清血、杀菌之功效。

（2）黄连解毒汤：黄连三钱，黄芩三钱，黄柏三钱，生栀子三钱，以冷水五碗煮，取二碗，去渣，分二次服之。

（3）疔毒复生汤：金银花三钱，生栀子三钱，牛蒡子三钱（净），连翘三

---

① 灸：为"炙"之误。

钱,天花粉三钱,生川军三钱,皂角刺三钱,乳香三钱,地骨皮三钱,牡蛎三钱,木通三钱。先将牡蛎用冷水一碗煮半小时。再加各药,以水六碗煮,取三碗,去渣,分三次温服。治疗毒走黄,头面浮肿,菌毒内盛者。

（4）七星剑汤：苍耳子三钱,野菊花三钱,豨莶草三钱,紫花地丁三钱,黄连二钱,蚤休二钱,麻黄一钱。以水三碗,煮至一碗,去渣热服,尽被出汗为度。凡疗毒走黄,痈疽内攻,反现干呕,神志昏愦,此方治之,每诸护救。

（5）解毒大青汤：大青叶三钱,木通三钱,麦冬三钱,人中黄三钱,栀子三钱,桔梗三钱,元参三钱,知母三钱,升麻三钱,淡竹茎三钱,生石膏三钱。以水八碗煮,取三碗,去渣,分三次服之,治疗疮误灸,菌毒内侵者。

（6）芭蕉根汁方：以鲜芭蕉根捣烂,取汁一大碗,令病者饮之,可免疗疮走黄。

（7）菊花饮：白菊花(根叶均可),不拘多少,冷水煎服,治疗疮、对口、发背,一切无名红肿热毒。

（8）地丁饮：紫花地丁一两,白矾三钱,金银花一两,生甘草三钱,以水三碗煮,取一碗,去渣顿服。治疗疮,可制止炎症之进行。

（9）葱矾散：葱白七个,明矾三钱(研细),共研烂,分作七块。每服一块,葱头汤一钟①送服。盖被出汗,治疗疮初起时有效。

（四）丹毒

【病原】丹毒其病原为丹毒菌,即化脓性链球菌及葡萄状球菌,由皮肤之损伤部侵入,发起一种急性炎症,使皮肤发赤肿胀,并有全身症候发生。

【症候】潜伏期数小时至两三日,突然战栗,体温暴升至三十九摄氏度至四十一摄氏度,皮肤上发生急性炎症,发赤肿胀。其罹患之皮肤与健全之皮肤境界划然,患部觉胀觉肿,其蔓延甚速,轻者约一星期后进行停止,鲜红色渐渐消退,热亦平,肿亦消,患部皮肤有一种糠屑样之皮肤落下。若在头

---

① 一钟：即一盏,下同。

部,则头发亦脱,至第二星期之末,第三星期之始,完全治愈,此谓之固定性丹毒,中医称之曰火痄。若赤肿之患部,蔓延极速,一方未退,一方又起,东攻西犯,不肯局于一部者,名游走性丹毒,中医称之曰赤游痄即是。其赤肿之皮肤上,形成水泡而贮浆液者,曰水泡性丹毒,中医称之曰白游风。生有脓疱者,曰脓疱性丹毒。若在下腿部红肿,次现水泡,溃破后流出血性浆液,遂至皮肤呈暗红色,生分界线,皮肤一部分坏死者,曰坏疽性丹毒,中医有名流火疮,即属此类①。丹毒发生部位,以面上头上较多,发在面上者,肿胀甚剧,往往不能闭眼,发生头部者不甚肿,以皮肤紧张故也。以部位而言,中医有称大头瘟者,即颜面丹毒也。此症不问老少男女,一律皆能侵犯,若初生小儿,脐带剪断部被丹毒菌侵入,能发脐丹毒。

【预后】虽多至治愈,有习惯性者,常时再发。然其并发症,如急性肺炎、肋膜炎、脑膜炎者,均属不良,多致死亡。

【注意事项】此症颇能传染,虽病症向愈,亦尚有传染力,病人所用之器具衣服,宜消毒,恐有病原菌存着,最好将病人隔离,可免传染。

【治疗】以清血消炎解毒灭菌为主,初起宜用冰罨法②,或生牛羊肉片敷贴患部。重者用针刺法令出紫血,内服导赤散,重服蓝叶散、龙胆泻肝汤,随症应用,外敷青黛。重者敷清凉苦散,或柏叶散。如游走性丹毒,炎势剧烈时,内服剂可酌消毒犀角饮。症现烦燥唇面焦赤者,宜五福化毒丹加减应用。水泡性丹毒,外敷时可酌用碧玉散,内服除湿胃苓汤、乌药气散二方随症加减应用。其他如颜面丹毒、眼睑丹毒,初起用马兰头捣汁调敷,或板蓝根汁调敷,症较重者,可敷金黄膏及清凉软膏。

1. 外敷剂

(1)青黛:不拘多少,麻油调敷。

(2)清凉救苦散:芙蓉叶五钱,霜桑叶五钱,白蔹五钱,白及五钱,大黄五钱,黄柏五钱,车前子五钱,白芷五钱,腰黄五钱,赤小豆五钱,芒硝五钱。共研细末,侧柏叶汁调敷。

---

① 狭义的流火。
② 冰罨法:冰袋内盛冰块,保持冷敷。

（3）柏叶散：侧柏叶五钱，蚯蚓粪五钱，黄柏五钱，雄黄三钱，赤小豆三钱，轻粉三钱，共为细末，麻油调敷。

（4）碧玉散：黄柏五钱，红枣肉（烧夹存性）五钱，研为细末，香油调敷。

（5）马兰头方：马兰头不拘多少，捣汁调敷。

（6）板蓝根方：板蓝根不拘多少，捣汁调敷。

（7）金黄软膏：见（一）疖之外敷剂。

（8）清凉软膏：见（二）痈之外敷剂。

2. 内服剂

（1）导赤散：木通二钱，生地二钱，竹叶一钱，生甘草三钱，黄芩三钱，为冷水煎剂。

（2）蓝叶散：蓝叶①一钱，赤芍一钱，升麻一钱，葛根一钱，知母一钱，生地一钱，柴胡一钱，杏仁一钱，川芎一钱，生甘草一钱，生石膏五分，栀子仁五分。冷水煎服。毒盛者，酌加元参、黄柏、黄芩。

（3）龙胆泻肝汤：龙胆草一钱，连翘一钱，生地一钱，泽泻一钱，车前子五分，木通五分，黄芩五分，黄连五分，当归五分，栀子五分，生草二钱，甘草五分。为冷水煎剂。

（4）消毒犀角饮：犀角一钱，防风一钱，黄连三分，生甘草五分，灯心一束，为冷水煎剂。

（5）五福化毒丹：人参二两，赤茯苓二两，桔梗二两，牙硝一两，青黛一两，黄连一两，龙胆草一两，元参三钱，朱砂三钱，冰片五分，甘草五钱。共研细末，炼蜜为丸，如芡实大，金箔为衣，每服一丸，薄波灯心汤②化服。

（6）除湿胃苓汤：苍术一钱，厚朴一钱，猪苓一钱，陈皮一钱，泽泻一钱，赤茯苓一钱，土炒白术一钱，滑石一钱，防风一钱，栀子一钱，木通一钱，肉桂三分，生甘草三分。为冷水煎剂。

（7）乌药顺气散：乌药二钱，橘红二钱，枳壳一钱，白芷一钱，桔梗一钱，防风一钱，僵蚕一钱，独活一钱，川芎一钱，生甘草五分。为冷水煎剂。

---

① 蓝叶：即大青叶，为十字花科菘蓝的干燥叶。
② 薄波灯心汤：疑为薄荷、灯心汤。

(五) 流注(寒性脓疡)

【流注之分类】中医称瓜藤流注者,即多发性肌炎。腰注者,即腰肌脓疡,龟背流注者,即脊髓骨脓疡,附骨流注者,即骨脓疡,鹤膝流注者,即膝关节脓疡。

【病原】由于血行障害,化脓菌之侵袭,病后衰弱及恶液质多患之,故其炎症缓慢。中医所谓人之气血,每日过身流行,自无停息,或因瘀血,或因风湿,或因湿痰,或因伤寒汗后余毒,或因欲后受寒,稽留肌肉之中,凡此皆合气血不行而成流注。诸家书云,流者流行,注者住也,故发无定处,随在可生。

【症候】初发漫肿无类,皮色不变,无燃红灼热之感,凝结日久,微热渐痛,方见泄稀混①浊之脓。如依据症候之虚实而检别,实症指慢性化脓性肌炎而言,初起憎寒壮热,遍身骨节疼痛,肿渐加大,色白微红微热,待脓泄后而渐收口。虚症指慢蚀化脓性骨膜炎而言,症见饮食减少,脉搏细弱,皮色不变,乍寒乍热,时痛时痠②,筋屈不伸,转动常觉困难,患处难溃难敛,大多以体弱及营养不良患者居多。其他如瓜藤流注,因同时或次第侵及多数肌属而肿痛化脓,结块漫肿,此处未敛,彼又肿起,西医所谓多发性肌炎,即属此类。中医称由疽毒转移者,曰疽毒流注;由疔毒转移者,曰疔毒流注。因化脓菌由血行之转移,如炎灶均在甲部,由血吸收病毒,转移别部,又生脓疡,故可称转移性脓疡。

【预后】体弱者危,恶液质不良。

【治疗】初起外用温罨法③或雷火神针针之,使患处血行洒泼,奏消散之效。敷药用冲和膏、乌龙膏二方随症应用,已溃者宜贴琥珀膏。内服剂初起由湿痰所致者,木香流气饮导之;产后瘀血所致者,过经导滞汤通活之。由跌扑损悲淤血所致者,散瘀葛根汤遂之;风湿所中者,万灵丹、五积散加附子温散之。伤寒汗后余毒发肿者,人参败毒散散之;淫欲受寒化成者,脓色稀

---

① 混:原文为"溷",是"混"的异体字。
② 痠:同"酸",下同。
③ 温罨法:罨,其义为覆盖、敷。温罨法即热敷法。

白而腥，如猪脂水油之状，此为败浆脓也，诸书虽有治法，终成败症。初宜五积散加附子主之，次服附子八物汤温之，流注将溃时，宜服托里透脓汤。如久溃脓水清稀，饮食减少，形体消瘦者，宜服调中大成汤、先天大造丸二方酌用。有于流注初发，漫肿无头，皮色不变时，以二陈汤加阳和丸同煎，数服全消。消后接服小金丹，防其续发。如皮色稍变，患处觉痛，须服阳和汤以止其痛，消其未成脓之余地，使其已成脓者，渐至不痛而溃，此乃大宜变小之法。如患处顶软，即以刀开之，脓多白色，以阳和解凝膏日贴。但此症溃后，渐成转移性者，流走患生不一，故初溃之后，仍服小金丹以杜后患，接用犀黄丸、阳和汤，加减轮服，使脓毒消尽，奏治愈之效。

1. 外敷剂

（1）雷火神针法：蕲艾三钱，丁香五分，麝香二分。

上药与艾揉和，用夹纸一张，将药平铺纸上，用力实卷，如指粗大收贮，临用以纸七层，平放患处，将针点着一头，对患处向纸捺实，待不痛方起针，病甚者，再针一次，七日后，火疮大发，其功甚效。

方义：本方均为温散之剂，取其活泼肌表之意，旧说附骨疽由寒湿凝结而成，用此针针后，定能发汗，近寒，通行经络，功效之大，难以言喻，不可忽也。

（2）冲和膏：紫荆皮五两（炒），独活三两（炒），白芷三两，赤芍二两，石菖蒲一两五钱。

上共研细末，葱汤热酒，俱可调敷。

（3）乌龙膏：木鳖子三两（去壳），草乌一两，小粉①四两，半夏二两。

上四味于铁铫②内，俱慢火炒焦，黑色为度，研细，菜油调，一日一换，自外向里涂之，须留疮顶，令出毒气。

方义：本方木鳖、小粉毒解消肿，草乌、半夏有止痛作用。

---

① 小粉：乃麦麸洗面筋时澄下之粉也，本属甘凉之性。因久则味变为酸，以之炒干为末，用醋调敷，一切肿疡，均可解散（引《本草便读》）。

② 铁铫：为铁制煎药器具。

（4）琥珀膏：定粉①一两，血余②一钱，轻粉四钱，银朱七钱，花椒十四粒，黄蜡四两，琥珀末五分，麻油十二两。

上将血余花椒麻油炸焦，捞去渣，下黄蜡溶化尽，用夏布沥净，俱入磁碗内，预将定粉、银朱、轻粉、琥珀四味，各研极细末，共合一处，徐徐下入油内，不时搅之，以冷为度，用布摊贴。

方义：本方定粉、轻粉、银朱、花椒、黄蜡化腐收脓，血余、琥珀消炎生肌，麻油清热解毒润肤。

（5）阳和解凝膏：鲜大刀子梗叶根三斤，活白凤仙梗四两，大麻油十斤，先煎至枯，去渣。次日用川附二两，桂枝二两，大黄二两，当归二两，肉桂二两，草乌二两，川乌二两，地龙二两，僵蚕二两，赤芍二两，白芷二两，白蔹二两，白及二两，川芎一两，续断一两，防风一两，荆芥一两，五灵脂一两，木香一两，香橼③一两，陈皮一两。再煮药枯滤渣，隔宿抽冷。每抽一斤，用炒透黄丹七两搅和。明日文火再煮至滴水成珠，不黏指为度，以湿草纸奄火，移锅放冷处。将乳香末二两、没药末二两、苏合香油四两、麝香一两研细入膏，搅和搅匀，出火气，半月后摊贴。

方义：此方镇痛，治肿，润肤，排脓，生肌，敛口，治慢性炎症，敷贴每有卓效。

2. 内服剂

（1）木香流气饮：当归（酒炒）三钱，白芍（酒炒）三钱，紫苏三钱，桔梗三钱，炒枳壳三钱，乌药三钱，陈皮三钱，半夏三钱，白茯苓三钱，黄芪三钱，防风三钱，青皮三钱，大腹皮一钱五分，泽泻一钱五分，甘草节一钱五分，木香末一钱五分，枳实一钱五分，槟榔一钱。

方义：本方木香、青陈皮、半夏、枳实壳、大腹皮，为疏气健胃镇痛理肠剂；当归、川芎、白芍活血行瘀；茯苓、泽泻渗湿利尿；桔梗排痰；防风、紫苏发汗。流注由湿痰所中者，投以此方，理湿排痰，调整血行，其病自瘥。

---

① 定粉：为粉锡之别名。
② 血余：即为头发灰。
③ 香橼：原文作"香椽"，即为芸香科植物佛手。

（2）通经导滞汤：当归三钱，熟地三钱，赤芍三钱，川芎三钱，枳壳一钱五分，紫苏三钱，香附三钱，陈皮一钱五分，丹皮三钱，红花三钱，牛膝三钱，独活一钱五分，甘草节一钱五分。

方义：流注由产后瘀血积结而成者，投此方养血活血，消炎去瘀，舒畅筋骨。

（3）散瘀葛根汤：葛根一钱五分，川芎一钱五分，半夏一钱五分，桔梗一钱五分，防风一钱五分，羌活一钱五分，升麻一钱五分，细辛一钱，生甘草一钱，香附一钱，红花一钱，苏叶一钱，白芷一钱，葱四根，生姜四片。

（4）万灵丹：茅术、苍术八两，麻黄一两，羌活一两，荆芥一两，防风一两，细辛一两，川乌一两，草乌一两，川芎一两，石斛一两，全蝎一两，当归一两，甘草一两，天麻一两，首乌一两，雄黄六钱。

上共为细末，炼蜜为丸，重三钱，朱砂为衣，磁罐收贮，视年岁老壮，病势缓急，斟酌用之。

方义：本方专能发散，去风除湿，通行经络，所谓结者开之也。《经》云，汗之则疮已，正与此相合。如流注实症，初起二三日间至十日前后，未化脓者，状若四时感冒，恶寒发热，俱宜服之，用葱白九枝，煎调调服一丸，盖被出汗为效，如汗迟以葱汤催之，其汗必如淋如洗，令其自收，不可露风，患者自快。疮未成即消，已成者，即高肿溃脓。妇人有孕者勿服。

（5）五积散加附子方：苍术四钱，陈皮二钱，桔梗二钱，川芎二钱，当归二钱，白芍二钱，麻黄一钱五分，枳壳一钱五分，桂心一钱五分，干姜一钱五分，厚朴一钱五分，白芷三钱，半夏四钱，茯苓四钱，附子三钱，生甘草三钱。

（6）人参败毒散：人参一钱五分，茯苓三钱，川芎三钱，柴胡三钱，羌活三钱，独活三钱，前胡三钱，桔梗二钱，枳壳二钱，甘草一钱五分，生姜四片。

方义：流注由伤寒汗后余邪未消而成者，投此方旺盛血行，扩张肌表，祛风湿，止酸痛，配以人参之强壮兴奋，使抵抗力增强，旧说所谓扶正达邪，颇著功效。

（7）附子八物汤：附子三钱，肉桂一钱五分，木香一钱五分，人参三钱，当归三钱,白术三钱,茯苓三钱,熟地三钱,川芎三钱,白芍三钱,炙草一钱五分。

(8)调中大成汤:人参三钱,白术三钱,茯苓三钱,黄芪三钱,山药三钱,丹皮三钱,当归身三钱,白芍三钱,肉桂二钱,附子二钱,陈皮一钱,远志一钱五分,藿香一钱五分,缩砂仁一钱五分,炙甘草一钱,生姜四片,红枣肉四枚。

(9)先天大造丸:人参二两,白术二两,当归身二两,茯苓二两,菟丝子二两,甘枸杞二两,黄精二两,牛膝二两,补骨脂一两,巴戟肉一两,远志一两,广末香三钱,青盐五钱,丁香三钱。

上药共研末。熟地四两,酒煮捣膏,仙茅浸去赤汁,蒸熟去皮,捣膏二两;何首乌去皮,黑豆同煮,去豆,捣膏二两;胶枣肉捣膏二两;肉苁蓉二两,去鳞并内膜,酒浸捣膏;紫河车一具,白酒煮烂捣膏。以上六膏,共入前药末内,再加炼过白蜜为丸,如桐子大,每服七十丸,空心温酒送下。

方义:以上三方,用于流注溃久,脓水清稀,饮食减少,不能生肌收敛,步入虚症者,可照病情之轻重,加减使用。三方大部皆为滋养强壮剂,如参、术、芪、熟地、小药、当归、枸杞、补骨脂、首乌、巴戟等,直接可兴奋各脏器之机能,促进新陈代谢之旺盛,间接有利于疮口细胞之给养增殖,则炎生物容易吸收,生机活泼,收敛自易。附桂为温寒散湿之品,有兴奋作用,其他如藿香、木香、砂仁、丁香之属,皆为芳香健胃剂,并有镇痛作用。

(10)二陈汤:橘红五钱,半夏二钱,白芥子二钱,白茯苓一钱,生甘草三分。

(11)阳和丸:肉桂一钱,麻黄五分,姜炭五分。

方义:流注初起,漫肿无头,皮色不变,服上二方能温散消肿。

(12)小金丹:白胶香一两五钱,草乌一两五钱,五灵脂一两五钱,地龙一两五钱,木鳖一两五钱,乳香七钱五分,没药七钱五分,归身七钱五分,麝香三钱,墨炭一钱二分。

上各研极细末,用糯米一两二钱,同上药末,稠厚为丸,如黄实①大,每

---

① 黄实:即芡实。

料约二百五十粒,临用陈酒送下一丸,孕妇忌服。

方义:此方活血、消炎、行瘀、镇痛、灭菌、解毒,服后可杜流注流走转移不定。

(13)阳和汤:熟地黄一两,白芥子二钱,鹿角胶三钱,姜炭五分,麻黄五分,肉桂一钱,甘草一钱。

(14)犀黄丸:犀黄三分,麝香一钱五分,乳香一两,没药一两。

上将乳、没各研秤准,再和犀、麝共研,用煮烂黄米饭一两入末,捣和为丸,如粟米大,晒干(忌烘),每服三钱,陈酒送下。

方义:阳和汤治一切慢性炎症,方用熟地、鹿角以为温补之品,姜、桂、麻黄发汗解肌;白芥子制止分泌,有吸收作用。熟地得麻黄,养血而不腻膈;麻黄得熟地,使发汗作用减轻。故用于慢性炎症,如流注、鹤膝风、附骨疽等,可调敷患部血行,使白陷转为红活,奏治愈之效。惟破溃日久及体虚发热(炎症剧烈进行时,俱不可服),犀黄丸为一消炎清血解毒剂,单用时治急性炎症,与阳和汤相辅而用,兼治慢性炎症,惟妇女妊娠时忌服。

(15)托里透脓汤:人参三钱,白术三钱,穿山甲三钱,白芷三钱,升麻一钱五分,甘草节一钱五分,当归三钱,生黄芪六钱,皂角刺三钱,青皮一钱五分。

以水八碗煮,取三碗,去渣,分三次温服。

方义:治痈症流注,脓势已成,不可强消,宜服此方,即能疮势高突,易脓易溃。

(六) 疽(皮下蜂窠织炎)

【病原】蜂窝织炎者,为皮下肌膜下肌间等处之疏松结缔组织发生急性炎症也。病原为葡萄状球菌及链球菌侵入皮肤所致,但必有多少之创伤,为侵入之门户,临床上分为限局性枝下蜂窝炽炎[①]及蔓延性皮下蜂窝炽炎二者,前者轻而后者颇险恶。

【症候】稍为限局性蜂窝炽炎之症候,可分浅表性与深部性二者,其浅

---

① "枝下"恐误,疑为"皮下"。"炽炎"同"织炎"。

表性者,局部之皮肤呈发赤、发热、肿胀、疼痛等之炎症主征,皮肤紧张浮肿而不能撮举,如是渐次化脓,遂至形成脓疡。其深部性者,炎症至接近于皮表,亦不见炎症之变化,然终至呈疼痛浮肿等症状,则与浅表性同。蔓延性蜂窝炽炎之症状,大多急性而颇险恶,初觉恶寒战栗,次则体温亢进,炎症剧烈,皮肤全呈暗红色,往往发生水泡,并有剧痛,继则蔓延腐烂,其病势之进行甚速,多生于项背、臀部,中医所谓对口、发背、臀疽等是也。间有遂发脓毒症而致不幸之转归,即中医之所谓疽毒内陷也。或幸得病机停止,生限局性波动部破溃漏脓之后,形成瘢痕而就治。

【预后】限局性者良,蔓延性者不良。

【治疗】初起时宜用湿罨法后,再敷金黄软膏,以促其吸收,既已化脓,则宜十分切开之①,使其流出大量之脓汁,插入九一丹或蟾酥锭,外贴巴膏,以具制腐排脓灭菌之效,待脓血将净,再敷贴嫩膏防腐收口。如兼发全身症状,应需用内服剂,以减轻病灶之进行,如急消汤、内疏黄连汤、一粒金丹、转败汤等,可依据症候之需要,分别应用。

1. 外敷剂

(1)湿罨法:见(二)痈之治疗冷罨法中。

(2)金黄软膏:见(一)疖之治疗中。

(3)九一丹:见(一)疖之治疗中。

(4)蟾酥锭:山慈菇②(去毛皮,焙)二钱,川文蛤(去蚌末,炒)二钱,千金霜(去油净)一钱,红芽大戟(去芦根洗净,惟须杭州紫大戟为佳,北方绵大戟性烈不堪用)一钱五分,麝香一钱,朱砂(漂净)二钱,雄黄(拣鲜红者)一钱,寒水石(煅)三钱,铜绿一钱,胆矾一钱,乳香(去油净)一钱,没药(去油净)一钱,蜈蚣(去头足,炒)二钱,全蝎(酒炒)一钱,炙穿山甲一钱,僵蚕(洗去丝)一钱,炒蟾酥(酒化)二钱,血竭一钱,冰片五分,枯矾一钱六分,藤黄(酒化)四钱,轻粉五分,红砒三钱,皂角刺一钱。

各药分量称准,各研极细末,再和合一处,研极细,先用蜗牛二十一个,

---

① 十分切开之:即十字切开法。
② 山慈菇:原文作"山茨菰"。

微捣去壳,再同蟾酥、藤黄,和研稠黏,方入各药,共捣极匀,做成小锭,放石灰罐中收燥,另以瓷瓶装贮听用。

(5)巴膏方:象皮六钱,穿山甲六钱,山栀子八十个,人头发一两六钱,血竭一钱(研极细末),儿茶二钱(另研极细末),硇砂二钱(另研极细末),黄丹八钱,香油四斤,桑、槐、桃、柳、杏枝各五十寸。

将桑、槐、桃、柳、杏五枝用香油炸枯捞出,次入象皮、穿山甲、人头发炸化,再入山栀子炸枯,用绢将药渣沥去,将油复入锅内煎滚,离火少顷,每油一斤,入黄丹六两搅匀,用慢火熬至滴水成珠,将锅取起,再入血竭、儿茶、硇砂等末搅融,用凉水一盆,将膏药倾入水内,拔去火气,磁罐收贮,用时重汤炖化,薄布摊贴。

(6)嫩膏方:大麻油三斤,先熬壮年头发一斤,熬至发枯去渣,再用鲜牛蒡一斤、鲜甘菊一斤、鲜苍耳草根叶一斤、鲜忍冬藤一斤、鲜马鞭草一斤、鲜仙人对坐草一斤,上药以新鲜者佳,干的亦好,但效力较逊。再另用麻油十斤将各草熬枯沥出,再以白芷八两、甘草八两、五灵脂八两、当归八两入锅,熬至叶枯出渣,俟冷。并入前煎头发油,每油一斤,入炒透桃丹四两,加入搅匀熬至黑色,离火听用。若需用老膏,每油一斤用当时炒透,桃丹七两加入搅匀,熬至滴水成珠,不黏指为度,离火俟退火气,以油纸或细布摊贴。

2. 内服剂

(1)急消汤:金银花二两,紫花地丁一两,茜草三钱,甘菊花三钱,桔梗三钱,天花粉三钱,生甘草三钱,贝母三钱,黄柏一钱。

用冷水三碗,煮取一碗,去渣顿服。治皮下蜂窠织炎及一切无名中毒,于实症初起五日内用之,有消炎散肿缓痛之效。

(2)内疏黄连汤:黄连一钱,黄芩一钱,大黄二钱,山栀一钱,连翘一钱,槟榔一钱,薄荷一钱,当归一钱,白芍一钱,木香一钱,桔梗一钱,甘草五分。

上以水二茶钟[①],煎八分,食前服,加蜜二匙亦可。治皮下蜂窠织炎、痈

---

① 茶钟:即茶盅。

疔实症,患部红肿疼痛,热高,舌干,口渴,饮冷,烦燥,呕哕,二便秘涩,按脉沉数有力者,服之可阻止炎势之进行。

（3）一粒金丹：巴豆霜一钱五分,木香五分,乳香五分,沉香五分。

上为细末和匀,用肥胶枣二个去皮核捣烂,和药末为丸,如芡实大,每服一丸细嚼,用白开水送下。服后毒滞泻尽后,即以米汤补之。治痈疽不渴、便秘者。

（4）转败汤：人参二两,熟地黄二两,麦门冬二两,生黄芪一两,当归一两,山茱萸一两,白术四两,金银花四两,远志三钱,肉桂二钱,茯苓二钱,北五味一钱。

上以清水五碗,煮取二碗,去渣,分二次温服,治痈疽,患者体力虚弱,疮势黑陷,脓水分泌不旺,服之有效。

（七）溃疡坏疽

【病原】溃疡系皮肤之肉芽性实质缺损,兼有肉芽之化脓性崩溃而难期治愈者属之,溃疡而以恶性肉芽掩蔽,不复生皮,不绝分泌脓汁,渐次蔓延侵蚀周围之组织,其大小形状无定,其原因有如疖疮然,由血行异常而起,又有由于因结核、腺病、霉毒等之传染性肿疡之脓溃,或有如软性下疳,某于特异之毒质而起,坏疽者,因细胞失自行摄取营养物之能力,或为隔绝自外供给营养之通路,一部之身体,缺乏生活现象,其病因约由压迫,毒物、衰耗营养神经之疾患,血行障害变调,外袭力等。

【症候】生于溃疡面之肉芽,即所谓恶性肉芽,呈灰白色,柔软而易出血。结核性者,多侵诸部之淋巴腺,微毒性者,多发于下腿之皮肤,如胫骨上部;由于血行异常者,多发于自心脏远隔之体部分。中医所称臁疮者,即下腿溃疡,初起发肿,久而腐溃,浸淫瘙痒,脓水淋漓,为其主征。所名血风疮者,即出血性溃疡,多发于两小腿里外臁上及膝下踝骨等处,初起小疮,搔痒无度,破流脂水,日渐沿开而成溃疡,行动时多见出血。有名胁疽者,即肋膜脓疡,其主征为肋间肿如桃李,渐大如碗,色紫焮痛,牵及肩肘,呼吸引掣,甚者腐溃见骨。有名火陷疽者,即腐败性炎,因细微创伤或初起小疮后组织迅速败坏,四围灼红剧痛,放极恶臭,生油脂状糊粥样腐败物,好发于下肢,甚者蔓延全腿,断筋出骨。又有所谓鲤鱼消子,即实扶的里①性溃疡也。由于实扶的里杆菌侵入小创伤,好发于下腿部,肿胀出血,生灰白或黄色纤维样义膜②,固着不能剥离,其后迅速向周围崩溃,而成带黄色脓状软泥样物,分泌腐败浆液,潮红剧痛,兼有寒热往来,常有腐去全肢者。

坏疽由症候之检别,分为干性坏疽及湿性坏疽二者。干性坏疽系组织干燥萎厚而失水分,生成多数皱襞之褐色或黑色之木乃伊状者,老人坏疽,冻伤坏疽等属之。干性坏疽之不为木乃伊状者,惟骨疽,即骨之坏疽而已。湿性坏疽由于皮肤发生水泡,坏死组织变作污绿色乃至黑色,软脆而肿胀厥冷,腐败分解之极,遂至渐次破坏溶崩,中医之称冻瘃,即冻伤。其症状可分为三期,第一期皮肤潮红、肿胀、灼痒、疼痛,第二期作暗赤色水疱,第三期溃疡腐烂。盖以强度之寒冷刺激,以致血行障碍,经久而成坏疽。褥疮者,即压迫性坏疽,因久病床头,营养障害,血行受压迫而麻痹,初期局所潮红发炎,次呈青蓝色,发生水疱,疼痛、组织崩坏,而放恶臭,好发于肩背臀尖等处。又名脱疽者,即血栓性坏疽,好发于下肢,呈郁血状态,现苍白色,触之厥冷,发生水疱,如煮熟红枣,黑气蔓延,腐烂秽臭,知觉钝麻而剧痛,运动全废。盖动脉内血栓组织失给养而陷于全肢坏死,常以吸收腐败物于血液中,起全身传染而死亡者。

【预后】缓慢不良。

【治疗】属于溃疡及坏疽之各病较多,兹使读者易于各别治疗起见,分述如次。

溃疡

1. 下腿溃疡(臁疮)

(1) 外敷剂

1) 三香膏:轻粉五钱,乳香五钱,松香五钱。

上共研粉末,香油调稠,用夹纸一面,以针密刺细孔,将药夹搽纸内,先以葱汤洗净患部,将药纸有针孔一面对疮贴之,一日一换。

---

① 实扶的里:为白喉的日译名(实扶的里亚,ジフテリア),拉丁名为 diphtheriae。
② 灰白或黄色纤维样义膜:为黏膜表面的分泌物。

2）解毒紫金膏：明净松香五钱，皂矾五钱。

上共研粉末，香油调敷。

方义：上二方用于臁疮初起将溃，有灭菌、镇痛、防腐、止痒之功。

3）夹纸膏：炒黄丹五钱，轻粉五钱，儿茶五钱，没药五钱，雄黄五钱，血竭五钱，炒五倍子五钱，银朱五钱，枯矾五钱。

上药研粉末，香油调敷。

方义：上方治臁疮腐烂臭秽，兼发痛痒，功能去腐，灭菌。

4）黄蜡膏：血竭三钱，煅赤石脂三钱，煅龙骨三钱。

上共研粉末，用香油一两，入血余栗子大一团，炸枯去滓，再入黄蜡一两、白胶香三钱，溶化尽，离火下竭等末，搅匀候冷，磁罐盛之，用时捏作薄片，用白布贴上，敷于患部。

方义：上方治臁疮久不收口，可促进患部组织之再生。

（2）内服剂

1）黄芪丸：黄芪一两，川乌头一两（泡去皮），赤小豆一两，蒺藜一两（炒去刺），地龙一两，川楝子一两（盐水泡），炒茴香一两。

上为细末，酒煮面糊为丸，如梧桐子大，每服三钱，盐汤送下。

方义：臁疮初起服此丸用以解毒、利尿，间接有利于患部周围组织之健全，防止蔓延腐蚀扩大。

2）虎潜丸：败龟板四两（酥炙），知母三两，黄柏三两（盐水炒），熟地三两，牛膝二两（酒蒸），白芍二两（酒炒），陈皮二两（盐水润），锁阳一两五钱（酒润），当归一两五钱（酒洗），虎胫骨一两（酥炙）。

上共研末。羯羊肉酒煮烂捣膏，和入药末为丸，如梧桐子大，每服三钱。空心淡盐汤送下，冬月加干姜一两。

方义：上方大部为滋养强壮剂，治臁疮日久，久不收敛，体消瘦，服之直接可增加营养，间接有利于疮口细胞之增殖弱，促进收敛作用。

2. 出血性溃疡（血风疮）

（1）外敷剂

1）雄黄解毒散：雄黄、寒水石各一两，煅白矾（生）四两。

共研细末,温水调敷。

方义:用于初起,有解毒、清血、止血、收敛诸作用。

2)润肌膏:香油四两,奶酥油二两,当归五钱,紫草一钱。

将当归、紫草入二油内,浸二日,文火炸焦,去渣,加黄蜡五钱,溶化尽,用布滤倾碗内,不时搅冷成膏。

3)黄连膏:黄连三钱,当归尾五钱,生地一两,黄柏三钱,姜黄三钱。

上药用香油十二两,将药炸枯,捞去渣,下黄蜡四两,溶化尽,用纱布将油滤净,倾入磁碗内,以搅器不时搅之,候冷为度。

方义:上二方用于日久溃烂出血,能润肤、止血,并可制止腐败毒液蔓延。

(2)内服剂

1)消风散:荆芥、防风、当归、生地、苦参、苍术、蝉退、胡麻仁、牛蒡子、知母、煅石膏各一钱,生甘草、木通各五分。

冷水煎服。

方义:上为祛风解毒清血理湿剂,用于初起烦躁①、瘙痒。口渴时有效。

2)地黄饮:生地、熟地、制首乌、当归各三钱,丹皮、黑参、白蒺藜、僵蚕、红花、生甘草各一钱。

冷水煎服。

方义:上为滋养清血剂,用于后期心烦耗血过多时宜服。

3. 肋膜脓疡(胁疽)

(1)外敷剂

1)温罨法:用绵纱浸于温水中,缠络于患部。

2)乌龙膏:方见(五)流注。

方义:初起焮痛肿胀色紫时,先用湿罨法,次敷乌龙骨促其消散。

3)太乙膏:白芷二两,当归二两,赤芍二两,元参二两,肉桂一两,没药三钱,大黄一两,木鳖一两,轻粉四钱,生地二两,阿魏三钱,黄丹六两(水飞),乳

---

① 躁:原文作"燥",径改,下同。

香三钱,血余一两。

上将白芷、当归、赤芍、元参、肉桂、大黄、木鳖、生地、八味用麻油三斤,将药浸入油内,入锅慢火熬至药枯浮起为度,用细夏布湿净药渣,将血余投入,再用慢火熬至血余浮起,然后徐徐投入黄丹,搅匀,其膏即成。下锅后,将阿魏切成薄片,散于膏上,化尽,次下乳没轻粉搅匀,切块溶化摊贴。

方义:本方为祛腐灭菌镇痛收敛剂,患部溃腐疼痛,敷之有效。

(2)内服剂

1)柴胡枳桔汤:柴胡三钱,黄芩三钱,半夏三钱,桔梗二钱,枳实二钱,党参三钱,瓜蒌仁三钱,甘草一钱,大枣三枚,生姜一钱。

上为冷水煎剂,用于胁疽渗出液不盛,尚未化脓者。

2)香贝养荣汤:人参三钱,土炒白术三钱,茯苓三钱,陈皮三钱,熟地三钱,川芎三钱,当归三钱,贝母三钱,香附三钱,白芍三钱,桔梗一钱五分,甘草一钱五分,生姜一钱,红枣三枚。

上以水七碗,煮取三碗,去渣,分三次温服。

方义:该方具有滋养强壮作用,可促进创口之收敛,每用于后期虚弱者。

4. 腐败性炎(火陷疽)、实扶的里性溃疡(鲤鱼消子) 治疗均参照下腿溃疡(臁疮)门。

坏疽

(1)冻疮(冻风)

1)外敷剂

冰罨法:用冰一块,以绢包之,在患部及其四周罨溻,以冰化尽为度,然后用凉水频洗,擦干后,再以纱布揉搓,使血液活泼畅行,炎性消散初期用之甚效。

阳和解凝膏:方见流注治疗门。惯用于冻伤二、三期,功能镇痛、止痒、消肿、润肤、防腐。

轻乳生肌散:煅石膏一两,血竭五钱,乳香五钱,轻粉五钱,冰片一钱,炙鸡内金一钱。

上研细末撒患处。

贝叶膏：血余鸡子大一个,白蜡二两,麻油一斤。

上将血余以文火炸化去渣,下火入白蜡溶化,候温,用棉纸剪块于油蜡内蘸之,即可敷贴。

方义：上二方用于冻创三期,经久溃烂,能镇痛、收敛、祛腐、生新,颇著功效。用时先将轻乳生肌散撒患部,外以贝叶膏加贴,每日一换。

2）内服剂

人参养荣汤：人参三钱,茯苓三钱,白术三钱,甘草三钱,当归三钱,白芍三钱,地黄三钱,黄芪三钱,肉桂三钱,陈皮二钱,五味子二钱,远志二钱。

上方用于后期体虚,因而患部久不收敛者,服之可改进营养,增强体力,调整血行,间接有利于细胞之增殖,有帮助促进患部收敛生肌诸作用。

（2）压迫性坏疽（褥疮）：治疗可参照冻创第二、三期。

（3）血栓性坏疽（脱疽）

1）外敷剂

芙蓉饼：芙蓉叶三钱,菊花叶三钱。

上方用大麦米煮饭,拌二药匀贴。

方义：初起用以解毒消散。

如圣金刀散：松香七两,生白矾一两五钱,枯白矾一两五钱。

共研细末,其时撒于患部。

方义：此方于脱疽开刀后血流不止者,用以收敛止血。

离宫锭：京墨一两,蟾酥三钱,麝香一钱五分,血竭□①钱,朱砂二钱,胆矾二钱。

上六味共研细末,以水调成锭用。

方义：此方于开刀后,患部肿痛,用以镇痛,消肿。

蟾酥丸：酒化蟾酥二钱,铜绿一钱,轻粉一钱,枯矾一钱,乳香一钱,没药一钱,麝香一钱,朱砂三钱,雄黄二钱,蜗牛二十一个。

以上各为细末,先将蜗牛研烂,同蟾酥和研,调黏,再入各药,共捣极匀,

---

① 此处缺一字。

搓条作饼即成。

方义：上药为灭菌制腐镇痛剂，可研末撒入患部。

生肌玉红膏：当归二两，白芷五钱，白蜡二两，轻粉四钱，甘草一两，紫草二钱，血竭四钱，麻油一个①。

上将当归、白芷、紫草、甘草四味，入油内浸一日，小杓②慢火熬微枯色，细绢滤清，将油复入杓内，煎滚，入血竭化尽，次下白蜡，微火再化，最后入轻粉搅匀即成。

方义：上方有消炎、灭菌、排腐、生肌诸作用，患部腐烂臭秽，敷贴甚效。

注意事项：脱疽如患部迅速溃腐，侵蚀扩大时，应用切开术，并以消毒锐匙搔爬，使炎生物去净，然后以蟾酥丸掺入，外贴生肌玉红膏摄护，庶避免腐败物吸收于血液中，引起全身传染而死亡。

2）内服剂

败毒汤：天花粉二钱，黄芩二钱，连翘二钱，赤芍二钱，金银花二钱，归身二钱，甘草节一钱。

上方冷水煎剂。

方义：用于脱疽初起，及愈后余毒未清，为消炎解毒剂。

清神散：绿豆粉一两，牛黄三分，甘草节五钱，冰片五分，朱砂三钱。

用淡竹叶、灯心煎汤调服。

金液戊土丹：茯神一两，胡黄连一两，乌梅肉一两，人中黄一两，五味子一两，雄黄三钱，硝石三钱，远志三钱，石菖蒲三钱，牛黄一钱，冰片一钱。

上药各研细末，先将乌梅肉捣膏，和入药末内，加蜜少许为丸。

方义：上二方用于患部侵蚀扩大，腐败物即将吸收入血时，呈全身症状，如高热、烦躁、神昏、谵语等，可按症加减服用，大部为镇静、清血、安神、解毒剂。

（《新中华医药月刊》1945 年第一卷、1946 年第二卷）

---

① 个：有误，应为"斤"。
② 杓：同"勺"，下同。

中国外科学之价值

一、中医外科之疗法及手术（开封国药改进社理事路登云[①]）

解除痛苦,恢复健康,为医家重大之使命,上古时代,无所谓内科,无所谓外科,凡体腔内外一般疾病,皆属医学之范围,例如《金匮要略》,内科书也,而于肺痿、肺痈、肠痈、马刀、侠瘿、浸淫疮等,皆记载之,可见当时固不分畛域也。

降及后世,虽有外科专书,检查诸家之叙述,其治疗方法,仍未脱离煎剂与丸剂。中医外科,既托始于内科,对于外治各法,如药品器械,未臻完善,固势所必然。西医则反是,凡体腔内一般脏器之疾病,有时非藉外科之力,不能顿挫其势,或不能除其根者,遇此情形,彼即利用器械疗法,以达到治愈之目的,是则外科学,已侵入内科学范围之内矣,与中医之内科,正是一反比例。

由是观之,内科与外科实有密切之关系,研究外科学者,必须兼习内科学,始能左宜右有,措置裕如。若徒恃手术之纤巧,运刀之神速为能事,稍一不慎,即有生命之虞,惟注重内科者,则无此等流弊。

例如仙方活命饮,主治局部之血管充血(如痈疖等症红肿疼痛),能降低体温,有消炎、镇痛诸作用。阳和汤或阳和丸,主治局部之血管郁血[②](如乳癌结核平塌白陷),能兴奋神经,使血液循环加速,病的分泌物亦因之增多。人参养荣汤,主治局部之血管贫血(如马刀、失荣、漫肿无头),能强壮神经,补充血液,使血液充足,以免预后之不良。其他各方,不必尽述。可见中医外科,实系以原因疗法为主也。

近数年来,西医亦有兼用丸剂或散剂者,大半属麻醉性,不过取其镇痛而已,其注射剂,虽有特效,均非国产,不免利权外溢,吾国药厂,虽亦制造,

---

① 路登云：民国时期开封名医,曾任河南国医改进研究会候补理事,开封国医讲习所授课老师。
② 郁血：即瘀血。

其原料仍系舶来,究不如提倡国药之为当也。

如上所述,皆中医外科之结晶。大凡临症施治,如珠走盘,全是活泼泼的,有时专用药物,不能达到治愈之目的,亦有施行手术者。兹阅余听鸿先哲之《诊余集》,有外科医案二则,与西医之手术,亦不相上下,录之于后,以为印证:

余听鸿先哲云:"后汉华元化刮骨疗毒,传为千古绝技。吾孟河马氏之刀针手法,素有家传。余见马日初前辈,治一小童,年十五岁,因割草为土灰蛇咬伤手背,漫肿干瘪,皮皱肉黑,臭不可近,黑色渐近尺泽,踵门求治。先生曰,肌肉已死,治亦无益,若再延上,黑至肩腋,毒攻入心,必死无疑,不如去之。先用参一两,煎汤与服,待半日许,饮以麻药,用红带两条,一扎上白肉处,一扎下黑肉处,俱扎紧,中空一寸,乃黑白交界之处,以锋刃将肉割开,上止血丹,割至露骨寸许,骨亦青黑,即用锉将骨四围锉断,取下其手,以止血生肌药敷之,包以玉红膏,调理一月,其肉长复。此等手法,较之古人,亦无愧色,疡科中能有几人望其项背哉。"

又曰:"外科刀针手法,虽有传授,然心思灵敏,各具禀赋。闻之吾师曰,孟河奚大先生(忘其名),刀针治法,巧夺天工,不愧名医。有上海世家某姓女,受湿阴门溃烂,外科敷以生肌药,后俱长合,仅余一小孔,惟能溲溺,生育无望矣,又请医剖开,仍敷以止血生肌药,长合如故,连剖数次,而俱长合,痛苦万状,闻者惨然,偕其兄特到孟河就医于先生。述病情始末,奚某曰,甚易,一月可完璧归赵,奈其事实难,不能治也。其兄问故,奚某曰,此事非父子母女夫妇,不避嫌疑,不可施治,若欲吾治,当拜吾为义父。兄妹允诺,数日后即将此女携入内室,先服健脾补气、养血利湿等调理药,十余剂,后用白蜡和生肌药置火上熬熔,将油纸剪方,拖满药汁,作夹纸膏百张,再将女前阴用刀破开,上止血药,以夹纸膏双叠折好,命病人正卧,夹入前阴缝中,溲则去之,溲后拭尽再夹,日三四次,约用去夹纸膏七八十张,两旁俱已完全长好。其巧思非他人所能想到,奚某可谓绝世聪明矣。"(俱见《诊余集》第六十二页)

按:上述医案两则,均为合理疗法,非一味冒昧从事者,所可同日而语,在中医外科中,诚不可多得,果能如斯进行,何尝不是科学化。西医外科之器械,不过物质文明,中医外科,实亦有相当之价值也。

二、外科之膏药及散剂宜急改良（河南国医讲习所教授路登云）

吾国自海禁开放,中外交通以来,社会上遂有中医西医两大学派,若互勘合观,各有长处,亦各有短处,吾人不欲研究医学则已,既欲研究医学,必须取长舍短,折衷至当,始能尽美尽善,兹专就外科言之。

中医外科,临症施治时,无论痈疽已溃未溃,披覆疮疡之表面者,总以各种膏药为重要用品,然性质太硬,不宜于伤口,黏着力亦大,黏着于皮肤,扯之不下,而伤口反因此益以扩大。其撒布之药粉,皆有刺激性,尤以红升丹、白降丹为尤甚。夫痈疽之发生,系局部充血或郁血,迨其化脓,已经破坏组织,再撒布以干燥之药粉,即引起神经之刺激过敏性,致感痛觉。此等流弊,与解除痛苦之目的,大相背谬。所以中医外科为社会所摒弃,良由因循敷衍,不知改进,有以致之也。

西医外科,临床治疗时,要以软膏为普通用品,其制法多半以凡士林为基础料,与各药混合而成各种软膏。例如石炭酸软膏,甘汞软膏,吐酒石①软膏,那夫笃儿软膏,那夫答林②软膏,沃仿软膏,亚铅华软膏,依比软膏③,硼酸软膏,撒酸软膏④等,其功用能保庇伤口,可免空气之刺激,且能耐久不坏,柔软适宜,黏着力不大,远胜我国之膏药。

然软膏之制法,亦有不用凡士林配伍者,例如石灰软膏、阿片没食子酸软膏、莨菪软膏、单宁酸软膏、单宁酸铅软膏、硝苍软膏、硫黄软膏、铅醋软膏、加波西氏软膏⑤等,皆以豚脂为赋形药,此与中药之擦剂,依稀仿佛。惟西医之用豚脂,系以豚脂九十九克,与安息香酸一克,混合而制之,有防腐之作用,久存不坏,与中医纯用豚脂者略有不同。

---

① 吐酒石：即酒石酸氧锑钾。
② 那夫答林：为 Naphthalinum 音译。
③ 依比软膏：即鱼石脂软膏。
④ 撒酸软膏：即凡士林加水杨酸软膏。
⑤ 波西氏软膏：即为 Kaposi's naphthol oinimen。

此外另有一法,西医称为单软膏,其制法以黄蜡100.0(克),胡麻油200.0(克),熔和搅拌之,即成为软膏基础料,有滋润皮肤、防腐镇痛之效力,并能催进肉芽之发生,可为凡士林之代用品。

然我国古今相传之方药,与西法符合者亦复不少,惟在医学家善于选择耳,兹录二则,以供参考:

1. 红药膏

【制法】以樟脑四两,松香末五两,黄连粉三钱,白蜡六钱,黄蜡六钱,均置器中,隔水炖至溶化,和入银朱、铜青各二钱,炖至滴水成珠为度,取起候冷,再搅匀之即成。

【主治】本品富有吸脓性,若疖已溃脓者,可将本品贴上,四小时后,其疖自破,并能将其脓吸尽,凡外科溃疡,皆有奇效,但于未灌脓之疖,则无效也。

2. 白玉膏

【制法】以炉甘石飞净一两,蜜陀僧三钱,冰片三分,豚脂适宜,混合即成。

【主治】涂布于臁疮,有防腐、消炎、镇痛诸作用。

诸如此类,不能尽述,如玉红膏等,亦此例也,与西药软膏之性质,大致相同,果能精益求精,自然日新月异,中医外科之前途,何致日就衰落耶。

但西医外科,注重防腐消毒,故其疗法,多用洗涤料,使其洁净,每日换药两次,而以各种绵纱(如升汞绵纱沃仿绵纱等)填入伤口内,久而久之,因受摩擦影响,则黏膜变硬(即吾人所谓锁口),又因过于洁净,生理的分泌物不能存在之故,所以不易收口。况西医外科,对于一切饮食物,百无禁忌,如牛乳鸡蛋等,令患者任意吞服,每遇轻微创伤,往往迁延时日,不能治愈,此种缺点,西医殆未注意及之。

总而言之,西医所谓防腐消毒者,可用于疮之初起时,中医所谓围脓长肉者,可用于疮之终了时。大抵疮之初期,其所分泌者,是病的产物,防腐消毒,即可稍杀其势;疮之末期,其所分泌者,非病的产物,围脓长肉,又为合理疗法。可见中西学术,皆有至理,全在临症者随机应变,因时制宜,勿须多述。以管见所及,软膏之性质,较膏药为优,可利用其方法,不必尽用其药。亦改进学术之一端焉。

三、中国外科学论(云南国医学术改进研究社理事廖濬泉[①])

中医长于内科,西医长于外科,此为近世社会人士之批评,按之实际,殊不尽然,如疔毒、发背、折伤、接骨等病,中医治之确有特效,西医不能及也。所以有保存提倡之价值。考中国外科之历史,上古时医学,极为幼稚,所谓外科者,不过跌打损伤、兽噬蜂刺、痈疽疔疮之类。彼时虽云神农尝百草,而对于外科药品,可谓发轫,如以树皮草叶之结扎损伤,以木尖刺肿疡,以土按血流处,以龙骨止血出,以蒲公根汤内服治痈肿,此皆中国外科初萌芽之时代。自此以后,外科渐渐进步,病之名称,药之设置,均有进展。至中古有华元化出,发明外科手术,治麻沸散使人麻醉,刳破腹背,抽割积聚,除去疾秽,施以缝合,敷以神膏,数日而愈,其法极精巧,为中医外科手术之嚆矢。此时中国外科之进步,可谓极一时之盛,实不下于今日西医之外科手术。惜其独到之术,未曾公开传授,致今日渐成绝学。自元化而后,虽失传其外科手术,历代诸亦有发明,对于疡科诸症,其经络血道,疮名之诊察,是痈、是疡、是疖、是疔,表里虚实,气血寒热,除四诊之外,更详于察肿痛、形状、顺逆、变败症、已成未成、五善七恶诸状,然后议内服之药。初起如消散攻毒,将成未成,则托里消毒,已成未溃,定为排脓,溃后宜温宜补,又如败坏症,宜临时变化,如妇人疮疡,在胎前产后之治疗施药,均有禁忌,其治疗之灵变,可谓于外科学上,另立一法门也。此时各家著述颇多,斑斑可考。如前清以来,徐氏灵胎、高氏锡祺、王氏洪绪、程氏钟龄、马氏培之,其治疗之方法,无不超越前人。至于近日,张氏锡纯能按经络起迄针刺,以消毒疮,张氏山雷著述等身,虽不仅以外科著名,而其《疡科纲要》,得其师朱氏阆仙之传,尽量宣布,其治外科,纯从内科气化之变化,考查推证,贯彻内外,镕铸古今。外科至

---

① 廖濬泉:1915年生。云南昆明名医,曾组织成立云南国医学术改进社,临床以儿科见长。

此，内服外治，不动刀切，不受痛苦，疮疡开口而破矣。自欧西医学，输入我国，手术精妙，器械新奇，日新月异，一日千里，反观中医外科似乎落伍萎靡，然西医外科，虽如此焕新于人民耳目中，而外科成绩治疗，亦无非床上下之别耳。但在军阵外科，则西医外科为其特长，中医所不及耳。如今改革之方法，总要以科学之眼光，整理固有学说，必须采取近代外科手术，以及绷带、消毒、军阵救护法、各种器械之类。果能如此，则中国外科学之发达，尚不在西医外科之下也。

四、概论中国之外科学（本刊南通撰述委员陈伯涛[①]）

中国外科颇有价值，而研究者不多，致使见弃于外医，渐失社会人士之信仰，良一憾事也。余氏云岫尝言之矣："内科外科不同乎？曰，一而已矣。一者何？曰，理而已矣。然而世人皆曰，中医精内科，西医精外科，非欤？曰，吾所谓理者，非阴阳五行之说也；非三部九候，营卫血气，十二经脉之谓也，非凭空结撰，出入主奴，一国一家之私言也。本之乎解剖，征之乎实验，范围乎自然科学之律令，审慎乎客观唯物之现象，钩玄烛幽，披却导窍，各国学者之所共认者也，天下之公理也。万物得之而为物理，生人得之而为生理，疾病得之而为病理，药石得之而为药理，医学全体，胥出乎此，独内外科云乎哉！"余氏身为西医，此段文字，见西医内科全书序言中，察其立论用意，盖欲使社会人士能同样的信仰西医之内科，固不无宣传之意味。但论理甚充分，中医界平心论之，亦复难与辩争，然而吾人试从反面观之，则余氏固亦承认外科非为西医所独擅者也。

中医之所谓外科，义颇含混，痈疽疮疡，变形损肌等等，悉指之曰外症，病名亦多半随口道来，殊无一定之规矩准绳可寻。古谚曰，名不正，则言不顺，故本篇首从定名入手。

夫所谓外科者，其重要之特征，即具化脓性炎症现象是也。化脓若发生于限局性组织之内，而有蓄积脓汁之空洞者，曰脓疡。脓汁蓄积于皮肤或黏

---

① 陈伯涛（1916—2003）：江苏省名中医。曾就读于中央国医馆国医特别研究班，著有《仲景方与临床》。

膜之内,而成泡状者,曰脓疱。毛囊之生化脓炎症者,曰疖。多数之疖集合者,曰痈。指趾末端之爪下化脓者,曰痈疽。皮下或黏膜下组织发生广泛性化脓者,曰蜂窝织炎。胸腔、上颌窦、胆囊等体腔之内,蓄积脓汁者,曰蓄脓症。皮肤或黏膜面破坏而生组织缺损者,曰溃疡。组织缺损而成管状,以与表面相通者,曰瘘管。陈旧脓管,自其周围,新生结缔织膜,以包围之者,曰脓疡膜。若局部肿胀,内含新生物,而呈结节状者,曰肿疡。单原组织胀大,不具新生物者,曰肿胀,旧医曰瘤,曰肿瘤,曰无名肿(含有恶性肿疡之意)者,皆属之。

外科之理论与分别,固以西医为优,而辨证处治,医疗方法,除盲肠炎等症几种大手术外,国医亦实多独到之处,略举如下。

1. 辨证分五善七恶　五善者,饮食知味一也,便溺调匀二也;脓溃肿消,脓水不臭,三也;神气清爽,动息自宁,四也;脉息有神,不违时令,五也。七恶者,大渴发热,泄泻淋闭,一也;脓溃尤肿,脓稀臭秽,二也;目睛无神,语声不亮,三也;食少不化,服药作呕,四也;恍惚嗜卧,气短乏力,腰背沉重,五也;唇青鼻黑,面目浮肿,六也;脉息无神,或躁动不和,七也。夫善端非定此五条,恶象亦岂独七恶,不过五善者,善其人体抵抗力充足,生理现象尚无重大之变调;七恶者,恶其病毒深重,体气不支,预后凶险耳!使人鉴其证而先其防,辨病能而妥调医,读者正不必死于句下。古语云,五善得三则吉,七恶得四则凶,意亦在斯欤?

2. 辨脓处治　《医宗金鉴》外科有痈疽辨脓歌一首,甚善。兹录其辞曰:"痈疽未成宜消托,已成当辨有无脓,按之坚硬无脓象,不热无脓热有脓,大软应知脓已熟,半软半硬脓未成,按之即起脓已有,不起无脓气血穷,深按速起稀黄水,深按缓起败污脓,实而痛甚内是血,内是气兮按不疼,轻按即痛知脓浅,重按方疼深有脓,薄皮剥起其脓浅,皮不高阜脓必脓,稠黄白脓宜先出,桃红红水次第行,肥人脓多瘦人少,反此当究有变凶,稠黄气实虚稀白,粉浆污水定难生,汗后脓秽犹可愈,脓出身热治无功。"前不云乎,外症之特征,即化脓性炎症现象是也。化脓性炎症原因,以微生物为主,最要者,有如葡萄状球菌、链球菌、淋菌,亦常酿发化脓性炎症,此外大肠菌、伤寒菌、肺炎菌、脾脱疽菌、结核菌、放线状菌、丝状菌等，亦有化脓作用。又细菌毒力减弱之际，每多发生此项现象，终呈气血充旺，组织机能恢复之态。再论化脓性渗出物，由多数退行变性之白血球、渗出液及融解破坏之组织成分而成。呈类黄色，或灰白黄色，或黄绿色，黏稠而有牵丝性，不能凝固，呈碱性反应，此即所谓脓汁也。脓汁之成分，亦分二类，一为脓清，乃含蛋白质之液体，往往有絮状或膜状之纤维素或黏液，混于其内；一为脓球，即白血球也。辨脓有无，识症吉凶，上歌之内，俱已详尽，言简意赅，殊堪熟思。

3. 按脉识证　仲景曰："诸浮数脉，应当发热，而反洒淅恶寒，若有痛楚，当发其痈。"此国医按脉识证，于外科亦犹是也。西医则抵死不信脉之有关病情，至多亦不过以为能诊察循环系疾病耳！殊不知心血循环，与肺脏之呼吸，肠胃之消化，脑之神经，肾之泌尿等机能，无不发生连锁关系。安得谓为无关，贵在医工之自加体认耳。余固绝非迷信中国脉法之人，特慨今之疡医辈，未免太形机械式，刀针乱施，剖割暴动，不谙脉理，少究病情，以致动辄得咎，能勿三叹。关于外科之脉法，《医宗金鉴》有痈疽脉诀歌，可以参考。

4. 疗治方法　中国外科之疗治方法，有内消法、内托法、艾灸法、神火照法、刀针砭石法、围药法、开口除脓法、收口法等别。惟今沿用者，除内消法、内托法、开口除脓法、围药法等而外，其他皆不甚见重于世。兹分别述之于次。

（1）内消法：凡病痈疽发背，对口疔毒，其初起憎寒壮热，有似伤寒，而痛偏一处，饮食如常者，蓄积有脓也。当初起时，脓尚未成，不过气血乖违，逆于肉里耳，外敷以远志膏，或贴普救万全膏，内服银花甘草汤，即时消散。若系疔疮，急宜刺破，或艾灸肿处，搽蟾蜍饼，贴以万全膏，内服菊花甘草汤，随即平复。菊花连根带叶，皆治疔疮之圣药也（程钟龄）。内消之法，总以排毒为主。增寒壮热，状若伤寒，在科学之解释，乃病原菌及其毒素所肆虐，故凡一切排毒剂、清凉剂，皆具有直接或间接灭菌内消之功。

（2）内托法："已成不起更无脓，坚硬不赤或不疼，脓少清稀口不敛，大补气血调卫营，佐以祛毒行滞品，寒加温热御寒风，肿消脓出腐肉脱，新生口敛内托功。"内托方法，药重温补，盖所以增强人体之自然抵抗力，旺盛血液循环,以抗病原毒素也。

(3)艾灸法、神火照法：用艾炷隔蒜按灸,曰艾灸;以神灯点照患处,曰神火照法。方法手续,一切详载各书,吾所欲言者,为艾灸火照所以能愈疡肿之理。盖注重在灸之照之,致使肤表充血(疮疡处,概为营养障碍,呈充血郁血之象),内部患处组织之间,血管收缩,促进"创伤愈合"之进行,恰合今日称道之理学疗法。

(4)刀针砭石法、开口除脓法：所以排脓泄毒也,但砭石法,今用之者甚少。

(5)围药法：书云,用膏贴顶上,敷药围四边,凡肿毒之大者,将以成脓。用乌金膏贴疮头上,然后用万全膏盖之,四旁用芙蓉膏敷之;贴膏处,取其出脓,敷药处,取其消散,并能箍住根脚,不令展开,国医外科中膏药之妙用,有如此者。

(6)收口法：欲疮疡收口妥速全功,非尽将瘀肉脓汁等物,全部廓清不可。庸工不识,妄用补涩之剂,勉强收口,恐他日内毒复发,更有甚于目前矣。观乎此,则中医之业外科者,亟应吸取西医消毒法、洗涤液等智识,以为改进之张本也。

再者,病中将息调养法,卫生之道也,中医亦甚重视。所谓"频将汤洗忌风吹,保养须勤无怠惰,冬宜温室夏明窗,气温调节须适当"。以及病后之毒大者,三年内宜远房帏,毒小者,期年内亦所当戒,犯之则成虚损,或成偏枯,或阴减天年,不可不慎等警语,皆所以避病菌传染之危险也。

五、外疡溃后之疗养谈（无锡读者钱春江）

夫人之所苦莫若病,病之所苦莫若痈疽。鄙人有鉴于此,特将家君所讲述之痈疽溃后疗养法述之于后。

（一）坐卧

痈疽溃后,在上宜卧,在中宜坐,在下宜微走多卧,能使脓顺溃孔而出,不致积留于内。又不论何处,宜时时以手从周围硬处徐徐按摩至中,使脓外出,此亦速愈之法也。

（二）避风

初溃之后，须避风寒，不宜因污浊而洗之，惟恐招风受湿，诸病随起。应待其敛后，方可照常，否则因循日久，易患流管，最难治疗。且忌房事，又不宜独宿，恐受虚惊，惊则神气散乱，变病百出矣。

（三）择食

初溃之后，宜食童雌鸡，去其头足，煮以淡食。盖童雌鸡，性味甘温，功用补中、养血、益气。后以瘦猪肉煮烂食之（不用头、足、腹内等物），以和其胃。考猪肉，性味苦，微寒，功用润肠胃、生精液、丰肌体、泽皮肤。《医经》云：有胃则生，无胃则死。故先使胃口适宜，而调营卫。俟愈后，方能食他物。酒虽活血，然气性慓悍，亦不宜多饮。能如此，则疡症在溃烂之际无恙，愈后更见康健矣。

（四）调理

不论何症，总宜病人谨慎，医者小心。即如疡症溃后，气血必虚，须用黄蓍或蓍皮煎汤饮之。考黄蓍，性味甘温，功用补肺助气，益血壮筋，排脓止痛，温分肉，实腠理。若亏弱甚者，宜用独参汤代之为佳。然溃后若觉心忡，自汗者，则宜投以托里十补散出入，殊觉妥适。万不可轻投清凉，亦不可妄用辛热，盖溃后气血必虚，凉则脏腑受寒，至于桂附之辛热，若未感内寒，又何处消受，理应和平调理，方为合法。然有偏寒偏热之症，又当活法治之，万不可刻舟求剑，病家亦不可因循自惧也。

六、中国外科论（石湾读者顾汝骏）

（1）夫中医治病，不专注重局部，而着眼于全体证状。陈修园曰："内外原不分科，分之者，以针砭刀割熏洗等法。"因身体健康，血液循环活泼，曷有痈疽之萌乎？《内经》曰："经脉流行不止（血液循环），与天同度，与地合纪。故天宿失度，日月薄蚀；地经失纪，水道流溢，草萱不成，五谷不殖，路径不通，民不往来（以上皆譬喻，欲明经脉不流行之害也）……血气犹然。"又曰："夫血脉营卫，周流不休……寒邪（中医之'寒'字，亦属假设，恽氏谓寒非直觉之寒，诚为卓见。中医'寒'字，有衰弱滞郁之意味）客于经络之中,则血泣①,血泣则不通(郁血性),不通则卫气归之(即西医所谓转成局部发炎),不得复反,故痈肿。"此盖先民知痈肿发轫于血液循环失常,而呈郁血性变化,故在将成未成之时,示人一活血通络法,俾白血球等自然抵抗力旺盛,冲过失常局部,而泯灭一切细菌毒质也。至汉张仲景,遗《疮痈肠痈浸淫病脉证并治》一篇,恪遵《内经》之训,扩而充之,引而申之,发明良法美则,不可胜数,亦不亟亟于局部也。如云:"诸浮数脉,应当发热。而反洒淅恶寒,若有痛处,当发其痈。师曰:诸痈肿欲知有脓无脓,以手掩肿上,热者为有脓,不热者为无脓。"此言痈之所由成,而辨其有脓无脓之法,所谓掩之热者为有脓,即《内经》"寒气(寒字实形容凝敛之意)化为热,热胜则腐肉,肉腐则为脓"是也。至于开刀泻脓,在言外矣。不热者为无脓,即《内经》"寒邪(初起郁血性)客于经络之中,则血泣(郁血性尚未发炎)"之时是也。其活血通络等法,又在言外矣。陈修园氏云:"《金匮》谓浮数脉当发热,而反恶寒者,以卫气有所遏而不出,卫之所遏,责在营之过实(即《内经》血泣之谓)。止此数语寥寥,已寓痈肿之绝大治法。再参六经之见证,六经之部位,用六经之的方(陈氏此三句,最有价值,彼已谙调治全身证候,亟于病所),无不有效。"通人之论,如是不凡!

(2)中医外科手术之劣,无庸讳言。然有种内脏损坏性疾病如疔、疽、瘰疬、乳岩等,求之外医,有割治后马上死者,有暂愈复发终于死者,此非主观之批评,环聆社会舆论,可以得之。不若中医之大补元气,预后反优也。又中医外科医特效之升药降药,更属灵妙不可思议,所恨者,外科专家之善是法者,往往秘而不宣,且思想幼稚,行为可鄙,甚至升药时礼拜斋戒,夜阑独人,在二十世纪中,尚如此迷信神权,悲夫!曾闻是术者云,升药好歹,不能预定,所谓可遇而不可求也。此种升药,实属化合物,与原料药性绝不相同,与丸散之混合物亦不可同日语也,苟能发其缘委,显厥极底,公而开之,诚足为医界放一异彩。又似最通用之围药,如如意金黄散,确有解毒、消炎、退肿之功,痈疡初起,莫不相宜。极神效之敷药如冲和散,确有行气、疏风、

① 泣:古通"涩",血泣即血涩。

活血、定痛、消肿、散瘀、软坚诸功。又似痈疽初起，筋脉紧急，或厚如牛领之皮，不作脓腐者之用四虎散；湿痰流注，环跳风毒，附骨疽鹤膝风，筋络酸痛等症之用万灵散，均屡试不爽，效验非凡，岂逊于西医哉。其他特效之品，内服之方，不可胜数，此特一斑耳。

(3) 兹更将吾国外科之基本医书，介绍如下：

《外科正宗》，此书为明陈实功氏撰，细载病名，外附治法，并列方药。其谬误处，徐氏灵胎，已一一指评，许楣校刻，又开附案语，增采医方，诚外科入门之善本也。

《外科准绳》亦名《疡医准绳》，为《证治准绳》之一。

《外科理例》是书亦可研究，大旨偏补畏攻。

《医宗金鉴外科》有歌括，颇易记忆，条目亦清。

此外有《外科心法》《外科精要》《外科枢要》等，俱可参考。

（《现代中医》1936年第三卷第二期）

【编者按】 ....

在历史上，中医外科的范围非常广泛，如金刃刀伤、跌打损伤、耳鼻喉眼口腔都曾统属于外科范畴。民国时期，中医外科学在传承发展的同时，开始受到西方外科学的影响，出现了一批新型的中医外科学著作与期刊文章，前者如张山雷《疡科纲要》(1927)、余无言《实用混合外科学总论》(1934)、许半龙《中国外科学纲要》(1935)等；后者亦有相当数量，如本书所收录的李汝鹏《实用外科学》、许半龙《疡科学讲义》，可惜由于战乱、经济等原因，这两篇连载文章后续都被迫中断。这些著作或连载文章大部分具有中西医并举的特点，强调"中医科学化，西医中国化，或将二者兼纳并行"，对近代中医外科学的发展有着积极的推动作用。同时，这些内容对理解古代中医外科学的内容亦有裨益。

《实用外科学》为连载文章，显然受西方外科学的影响，文章中使用的名词术语带有民国医学用语的特点。作者认识到外科疾病中，炎症最为要紧。非常重视消毒操作，对外科器械和切开之法有详细介绍。在疾病机制层面，作者尝试将中西医外科进行融合。在治疗层面,文章以中医药内服外治为主,体现了中医外科的特色,强调中药具有消炎杀毒的作用,并在方义中增补了部分药物现代药理的内容。讨论了传统中医外科领域学术争论的缘由。

《中国外科学之价值》为多位作者的连载文章,其中对中医外科学的历史、特点进行了学术层面的梳理和讨论,列举了中医外科各种治疗方法,以及治疗过程中疾病的预后与转归问题。完全吸纳了西方的细菌学说,客观指出西方外科发展之迅速,认为"中西学术,皆有至理"。

疡　科　篇

疡　科　学

许半龙编，邰家骊录存[①]

一、审治法

(一) 审治法之概观

　　疡科之术，不徒审身外疮疽，贸然施治而已。必审其本，而治其源。盖疮疽虽发于躯壳之表，而病原实起于五藏之中。大病为痈疽，小病为疥癣，恶病为疔疮。外病虽凶不犯里症，或不致死。欲详生死之机，自有五善七恶之条，外治之道亦为内消，托里、排脓、去腐、生肌、五节而已。其病从五藏之内出于外者，因喜、怒、忧、思、悲、恐、惊等。心理变态之内伤所致，其病由五合之外，而入于里者，乃风、寒、暑、湿、燥、火等物理变化之外感为患。要之得病之处，系脏腑、筋骨、经穴、血肉、皮毛等部分深浅。或因血流碍障，凝而为淤，气体不行，结而成滞，液体不运，而为痰涎，元精泄漏，而为淋浊失治，变生下疳、横痃、跨痛等症。如精神不衰，本元壮实，则诸邪奚能侵，百病何由生？乃病者率多不善调摄，以致元神消耗，脏腑不和，血不能营于中气，不能卫于外。营卫不得周密于身，则外邪易感，内病易成。故治疮疽，必先调补本原为主，以为抵抗之工具。若不究其本，率投含毒之动物，如蜈蚣、斑

[①] 《中国近代中医药期刊汇编索引》中此篇作者为许半新，恐误。许半龙(1898—1939)，江苏吴江(今属苏州)人。1922年，许氏赴上海拜于丁甘仁先生门下，专研外科。1928年与同仁共同创办上海中国医学院。《疡科学》系《中国医学院讲义》十三种之一，曾在《医学杂志》连载，名为"疡科临床讲义"，后于1937年单独刊印。另外，许氏还撰有《中国外科学大纲》(1935)一书。

蝎、蟾酥、毒蛇之类，讹言以毒攻毒；或用硇砂、巴豆、信石等腐蚀之药为外敷，不知于亲和作用之际，每伤及环境而加剧；或酷施艾烧刀割，甚至腐透心肠妄行剐割，沥久鲜血暗伤元神，烧灸健肌，皮开肉绽，复涂冷药，热毒内攻，早用生肌，反增肿溃。然则不究审治之法，而欲尽医家割股之义，不亦难乎！

（二）症候上之审法

诊断痈疽吉凶之象征，要在辨识其肿之情形，测量其毒之深浅。凡视一症，先察其肿之程度及形态，色之赤白明晦，然后按其局部之寒、热、坚、硬、动、牢之分。兼问其痛、痒、麻木之状，更以后撮摇肿部之根脚。浮动者毒浅，坚牢者毒深。肿状之集中者，根脚已定；放射者，攻走未宁也。若肿毒高耸，其色燉赤，时作痛胀，坚如橙橘，捏之且松，此为元气、病气皆有余，吉征也。肿毒平塌，其色紫暗，或白软如棉团，或作麻木，此为元气、病气皆不足，凶征也。勿以大者为凶，小者为吉。或肿大尺余，形如覆瓢，燉痛身热，不犯里症必无大害。或细如麻子，塌如平钱，不知痛痒，而犯里症者，恐难保全。故治外病，必以内病为本，疮痉为末。盖内病者，五藏受病；外病者，肌肤受病。五藏者，人体生活之本。肌肤者，五藏之标也。痈疽虽为身外之病，实受五藏生活之影响。是以痈疽之毒，只宜尽量发出，不宜窜入，必使毒邪外泄。庶无变症发生，若肿态暴发，结核尚松，皮色尚活者，毒气未结也。用内消之法，保其五内之原本，以消其体外之肿状。苟审得久肿不溃，时作阵痛，结硬皮顽者，毒气已结也，宜用托里之法，补托五内之本原，使毒透出肌肤之外，不致内侵，纵有溃腐，不伤内膜。大抵痈肿发热作痛者，通常之象征也。溃后而脓尽排出，自能肿消痛止。若欲用收敛，方法必脓稀毒尽，腐脱肿消，方得用生肌操药，庶不过毒内攻也。

（三）脉抟[①]上之审法

脉洪弦相搏，外紧内实，欲发痈疽也。脉数恶寒，疮疽之候也。痈疽未溃时，脉宜强旺，不宜衰弱。成脓之际，脉宜弦滑，不宜芤濡。溃脓后，脉宜安静，不宜洪数。收敛之时，脉宜和缓，不宜紧细。此象征之显著者也。

---

① 脉抟：心脏在心气的推动下，有规律地跳动，而使与心相连的脉管也相应产生有规律的转动，称为"脉抟"。

（四）一般审治法

1. 内消　内消之法，以连翘消毒饮为主方。如诊得脉来浮弦，其肿散漫无绪者风毒也，宜疏风解表之药以取汗。脉来迟紧，其肿平塌色白肌寒者，寒毒也，宜温经通络，攻散其寒。夏令脉来虚数，其肿赤焰，热如火灼者，暑毒也，宜消暑清热。脉来细而急，肿形坚硬重坠者，湿毒也，宜渗湿行气之药。脉来散数，其患皮肤枯燥憔悴，或发春圻①者，燥症也，宜滋阴润燥之药。脉来洪数，其肿焮赤，其热烙手者，火毒也，宜清火凉血之剂。脉来弦滑，其肿色白，结核圆滑，推之摇动者，痰毒也，宜行气豁痰。脉来沉弦，其肿色白，有头有根，捏之软而起绉纹者，气滞也，宜流气散肿。脉来芤涩，其肿坚硬，其色或紫或黯者，瘀血凝滞也，宜行血消瘀，或用镰法。薛立斋云：外科内消之法，为万全之功，惟以服药为主。其余艾火刀针，所备诸法，惟病势急者用之。以施治煎药所不及者。如痛势和缓，宜用王道药品调之，不可造次，致伤肌肤。

（1）连翘消毒饮：连翘，天花粉，穿山甲，甘草节，银花，皂角刺，土贝母，灯心。

上为主方。

疏风解表，加防风、羌活、荆芥、紫苏、陈皮、干葛、枳壳、葱头、生姜，煎服取汗。如余肿未消，服败毒散收功。冬令取汗，佐以麻黄，其效尤速。又有不可汗者，如新产妇人久病气虚，及血症，久患疮疽者，若汗之恐变痉症。

温经通络散寒，加干姜、官桂、羌活，寒甚用熟附子。臂受寒，用桂枝。腿足受寒，用肉桂。头痛、恶寒、无汗、脉浮紧，加麻黄、紫苏、生姜、葱头取汗。得汗，换败毒散，以善其后。本方三桂，只宜用一。若口舌作渴，泻痢溺黄，手足心热，不可温经，恐助火为害。

消暑清热，加香薷、黄连、白扁豆花、厚朴、薄荷、甘草，水煎贮瓶内，单油线扎好，沉井水中冷饮，此即香薷饮。旧制不用白术、人参者，以其为排脓托里之药也。若夏月身热无汗，兼恶风者，暑月感寒也，不可用此寒剂。

---

① 春圻：原文作"春坼"，今改为"春圻"，即春天花开时。

渗湿行气,加苍术、羌活、泽泻、木通。腿足加苡仁、防风。湿热,加龙胆草。皮肤湿毒,加白鲜皮。若见津虚血少,不可过服此燥药。

滋阴润燥,加当归、麦冬、熟地、核桃仁、杏仁。欲生津,加生地、麦冬、山药、山萸肉。若脾虚泄泻者,禁服此滑润之药。

【骊按】脑疽发背溃后,五藏易于变端,以肝脾肾为甚。欲滋肾而不滑,健脾而不燥,泄木而不泻,拟一统用方如下。

党参二钱,焦山药五钱,生白术六钱,北五味八分,云苓二钱,炙龟板四钱,炙草五分,煅龙骨四钱,熟地四钱,煅牡蛎四钱,炒白芍二钱,红枣二枚,炒当归二钱,炙鳖甲五钱。

清火凉血,加当归、赤芍、丹皮、生地、黄连、黄柏[①],甚加青黛。若发热恶寒、不渴、溺清者勿服,只用柴、芩和之。

豁痰理气,加半夏、前胡、橘红、枳壳、厚朴。风痰用南星,火痰用黄芩,湿痰用苍术,郁痰用贝母,老痰用瓜蒌霜。痰在经络中,用姜汁竹沥。痰在胁下,用白芥子。若唾咯中不见痰症,勿用消痰药。

流气散肿,加黄芪、木香、香附、昆布。脉沉细,其症虚弱者,再加人参、白术。若脉弦实而胸腹痞硬作痛者,用勿。

活血消瘀,加当归、川芎、赤芍、红花、桃仁泥,少佐官桂,饮酒杯许。如焮肿赤焰,乃火色,非瘀血也,勿用行血之品。

以上诸款对病之药,加入主方,水煎服。

(2)败毒散:连翘三钱,角刺一钱,白芷一钱,当归二钱,陈皮钱半,花粉三钱,灯心一团,银花三钱,甲片钱半,川芎一钱,赤芍二钱,甘草八分,黄芩钱半,水煎服。

【骊按】背上痈疽,属太阳经,多未成脓时,宜解毒发散。以羌活为君,防风、紫苏、独活、金银花、当归、川芎、姜蚕、蝉衣、皂角、炙甲片、白芷为佐。加葱头煎服。

既成脓后,宜护心托里,以羌活为君。黄芩、白术、茯苓、当归、川芎、银

---

① 柏:原文作"粕",今改。

花、连翘为佐,送下蜡矾丸二钱。

引经药:

如上搭手①,加升麻。下搭手,加酒炒黄芩。对心发,加大剂麦门冬以护心。

痈疽已溃,以大补气血为主。黄芪、当归为补气血之君。又人参、甘草、白术、地黄、白芷等为佐,加糯米一撮,大枣十枚煎服。

【骊按】浮萍草可治无名肿毒。

2. 托里 肿阳数日,失于消散。肿痛日增,按之坚实,推之不动,其热烙手,皮色变赤者,毒气已结,宜用托里法。东垣云:毒气已结者,不可论内消,急用托里之法,使无变坏。若失于托里,则毒邪蕴蓄于内,势必内溃,轻则腐筋烂骨,重则透络攻肠,致成恶症,悔已晚矣。盖托里之药,无非补益其里之本元,出毒于肌肤之表,使病邪发泄于外,欲其速溃速敛之义。此乃保全终吉之良摸,是故痈疽发背,悉宜托里,疮痍疔毒,惟宜清凉,莫能或改也。

黄芪托里散:生黄芪二钱,全当归二钱,大川芎一钱,甘草节八分,金银花三钱,皂角刺二钱,连翘壳二钱,制天虫二钱,土贝母二钱。

上为主方。

如肿塌色昏,皮肤干涩,脉大无力者,血少也,加熟地、赤芍。肿色暗紫,脉来涩滞者,瘀血凝滞也,加红花、赤芍。肿头平塌,色虚软,脉细无力者,气虚也,加党参、白术。坚硬如石,色白脉沉弦急者,气郁结滞也,加木香、香附、昆布。肌寒肉冷,脉迟紧者,虚寒也,加干姜、官桂,甚则加附子。肿色焮赤,烦热口渴,脉来洪数者,实热也,加麦冬、灯心、贝母、生地,此温能除热之法。凡疮肿起发之际,忌用寒凉汗下。

以上各条,随症加入主方,水煎服。

3. 排脓 排脓一法,与托里颇同,欲其溃破出脓之意。如三七日,其脓未熟者,阴血衰而阳气弱,不能化毒成脓也。此犯起发而不溃脓之恶候矣。

---

① 上、下搭手为病名,见《证治准绳》。上搭手又名上鼠疽,系指有头疽生于肺俞穴者。下搭手指有头疽生于肾俞穴及肓门穴者。上、下搭手都属发背范畴。

急须大补其气,以排其脓。如用排脓,药后察其肿畔焮胀渐消,肿头起泡,或薄皮掀起,脓将溃矣。以指按其肿上,松软其脓已熟。脓浅者,咬头膏贴之;脓深者,必须刀法开之。又有脓瘀抟骨,年月不溃,按如鼓革。坚厚约有二三寸许者,必用燔针烙之。若误用刀开,则脓不泄,而血出不止也。慎之!又有内疽一症,根附内膜,肿头反向腹里,须服代针丹。发出其头,然后用针刺破,取脓盖膏,脓尽乃愈。

（1）白芷排脓散:白芷,连翘,银花,黄芪,白术,茯苓,甘草,熟地,当归,川芎,白芍,角刺,甲片。

加生姜、白米,水煎服。如见兼症,照"托里"条下加入。

（2）代针丹:皂角刺(焙),穿山甲(土炒)。

上二味等分为末,用自出蛾茧壳,不拘①多少。灯上烧炭存性,振息其火,每一茧末灰作一包,不可杂和。将饭黏同前二药研匀,分作芡实大块子,每一块,合入茧灰一枚,乳香细末为衣,温酒送下一丸。病在上下部位,分食前食后服之。服后肿处即发脓头,或两丸同服,即发双头,其验可代刀针。

4. 脱腐　阳症皮肤不伤,脓成溃通一窍,此六腑之积毒也。阴症,平塌根散,外皮先破,内脓迟熟,肌表腐烂,头如堆粟,孔如蜂窠,皮如烂绵,腥水淋漓,秽气触人,浸溃不止,此五脏积毒难治。凡见此症,宜用脱腐法。薛立斋云:腐有凶如狼虎,毒如蜂螫,缓去之。则戕贼性命,有浮肉其内已浮,外皮焦干,状如痂癗不能脱落者,外同药水浸溃,用刀钩方法取去。内服脱腐平肌饮。

脱腐平肌饮:黄芪,茯苓,熟地,川芎,白芷,白术,甘草,当归,羌活,银花,连翘。

加生姜三片,白占米一撮,水煎服。如神虚脉弱者,加人参;肌寒肉冷者,加官桂;痛加乳香、没药;中气不利者,加香附;口干心烦者,加麦冬、丹皮、柏子仁、灯心,兼服蜡矾丸。

---

①　拘:疑为"拘"之误。

5. 生肌　生肌收敛之法,务在补脾助肺。盖肺主皮毛,脾生肌肉。故用白敛补中汤,外掺生肌散。又有疮口浮肉,翻出不收口者,掺平奴肉丹。有收口之后,患处搔痒者,血气将和也。或愈后患处结硬不消,按之不痛,此非毒也。肌肉虚松,气虚所滞也,大补气血自愈。

白敛补中汤:白敛,熟地,川芎,香附,蜜炙甘草,五味子,黄芪,当归,山楂,生姜,百合,白术,白芍,连翘,大枣,水煎服。

如久溃不敛,肌寒者,加官桂。新肉暗紫,加红花。肉色赤滟,加生地、丹皮。虽有余热,忌用寒凉。

二、痈疽对位总括①

疡科诸症各有专经,命各依部,体认须明。且如头巅隶于督脉,正中百会疽生。稍前透脑更前侵②,脑会五处穴须明。疽名佛顶,穴乃上星,患生于头顶之囟门。额疽正属督脉,左右是膀胱经。勇疽③生眼角之后五分,穴名童子髎,是少阳胆经。鬓疽三焦、胆,怒火上侵。左夭疽,右锐毒,耳后之一寸三分。耳折角孙穴上,耳后疽称。耳折连轮通肿,耳发④可名。耳根毒状如伏鼠,耳前后胆经行。至枕骨尖⑤穴脑户,疽生至枕督经承,脑后发生至枕下。脑铄须从发际寻,风府穴里二大筋中。油风防脱发,搔痒实难禁。面皮飞屑,可称白屑之风。头痒脂痂,便是秃疮之证。发际疮顶白,肉赤如黍豆,肥人多患根坚硬,痒如火燎痛如锥,脓水浸淫。小儿头上疖丛生,蝼蛄疖也。大人面痒忽浮肿,面游风耳。颧⑥属小肠经,疡疽白硬如疔,红肿为佳,只恐紫硬木麻疼。面发毒在颊车生,初少渐多赤豆形,嫩疼出黄水,风热客阳明。痄腮一名托腮,阳明胃热。骨槽⑦腮类颊肿,三焦胃经风火成。发

---

① 此节对疡科的常见病名、病症特点进行了归纳,部分内容与《医宗金鉴·外科心法要诀》相近。
② 透脑指透脑疽,前侵则指侵脑疽。
③ 勇疽:又名太阳疽,发在太阳穴。
④ 耳发:即耳发疽。
⑤ 枕骨尖:即玉枕骨尖,指的是玉枕疽。
⑥ 颧:此处指颧疡、颧疽。
⑦ 骨槽:此处指骨槽风。

颐在颐颌①之间，伤寒邪恋，时毒生项属之风热。龙泉疽人中②正中。唇下承浆是任经，毒名虎髭。下颏滋癞出黄水，燕窝名疮。眼胞闭毒③，头大蒂小。脾经湿热所生眼丹，患眼胞上下软④，风紫热须分明。针眼生眼皮之毛睫。眼包痰核，在眼胞之内皮⑤。椒疮、粟疮，均在眼胞之皮里，粟黄椒赤，黄湿赤热分调治。更有皮翻之症，眼皮翻转，如舌舐唇，此皆脾胃之热也。漏睛疮生目大眦，肝经之风热何疑。胬肉生于大小眦，心经之火盛可知。鼻疽生鼻柱，经虽属督，实肺火之上侵。鼻疔发鼻孔，硬疼肿漫，乃太阴之火毒。鼻渊则浊涕频淋。鼻痔如瘤子下垂。鼻蜃疮多小儿生，脓汁浸淫鼻旁斑烂。鼻窍内干燥浸疼，鼻疮熟痛。肺风粉刺，鼻起疙瘩形如黍，色赤肿痛，破之汁出如白粉。耳内黑疔，色黑根深如椒目。耳中衄血，肝火血热逼妄行。耳疳时出黑臭脓，青震白缠黄水暂⑥，此肝火与胃湿相搏而成也。风耳则出红脓，专属肝经血热。耳痔若樱桃、荤类、麻茹、桃枣核，肝经多怒火、肾火、胃热搏凝成。旋耳疮，色红流黄水，绕耳折，胆脾湿热延蔓因。大人口破，虚实当分，艳红为实淡红虚，满口烂斑是其形。鹅口疮，小儿之心肝郁火。口糜腐烂如雪花，膀胱湿水溢脾经。唇里嘴角，有反唇锁口之疔⑦，毒火迅速易攻心。嘴唇紫硬是唇疽，肿似蚕茧是茧唇，膏粱多太过，脾胃热同乘。唇红肿痒破裂水，胃中风火是唇风。牙衄治宜分虚实，衄如泉涌口臭者，阳明实火；牙龈腐烂，淡血渗流者，胃经虚火；牙动口不臭，点滴出血者，肾经虚火也。牙龈宣肿、龈肉顽腐、牙宣露者乃牙宣，之因风热，治分虚实，牙衄同参。又有钻牙疳症，牙根骨出锐而锋。若看牙床坚突，颊腮浮肿是牙痈。牙疔生牙缝，肿如粟米痛连腮，养⑧见麻痒流血水，异常疼痛黑疔生。走马牙疳之症，疹痘癣积火攻成，色黑臭烂，顽腐不脱怕穿唇，口流秽涎齿落

---

① 颐颌：即腮颌。
② 人中：即水沟穴。
③ 眼胞闭毒：也称眼胞菌毒。
④ 软：原文作"奱"，音软，今改。
⑤ 眼胞之内皮：应结于上下眼胞皮里肉外。
⑥ 水暂：出青脓者，名震耳；出白脓者，名缠耳；出黄脓者，名聤耳。
⑦ 反唇锁口之疔：即反唇疔和锁口疔。
⑧ 养：指成形。

无血命难存。齿内生虫名齿蜃。胃湿与风火交侵,遇风痛甚为齿龋。牙龈肿痛,而出臭脓。舌是心苗,脾脉络舌本,须知舌肿满口紫舌胀,心火何疑。痰包生舌下,结肿绵软似匏形。舌衄心火炽,舌尖出血涌如泉。重舌发于舌下,胀如小舌之形,病源出于心脾火元上冲所致。舌下生核是痰核,腭肿如梅乃重腭,舌生紫疱是疔疮,总是心脾火毒攻。舌蕈①之初起,如豆如菌,翻花腐烂痛无皮,心脾多郁,七情怒火致酿成。日久状若鸡冠,舌本短缩不能舒,忽然裂崩血出。久则项颔结核硬焮疼,皮色却如常,顶有软红点,破流臭水,腐若烂绵,其至透舌穿腮,汤水流出,此传变而为瘰疬风②也,虽扁仓亦奚以为。咽喉忽然肿痛,音不出而痰若积聚,紧喉风重症,闭塞须防。唇黑面青,鼻流冷涕,肿绕项外,缠喉风恶候难当。慢喉风则平素体虚,更兼暴怒,其发缓、其肿微、其咽干,舌苔见滑白,六脉细微多。咽闭③由肺火甚,风寒卒受,喉有肿块,汤水难咽,而语言不出,若见声鼾,肝将绝矣。又有卒然如哑,吞吐不利,乃寒气客于会厌使然,若其喉肿色黄,面赤上视,则酒毒蒸于心脾所致。最危者,哑瘴喉风,症类紧喉,牙关紧闭不能言,风痰壅塞,热蒸肺胃上炎生。弄舌喉风舌外出,时时搅动胀难禁,心脾火实,受外寒而郁遏。若喉内有鱼鳞松实之形,咽无堵塞之苦,虚阳上浮论治。喉疳之病象如何,有如毛草刺喉中,肾真之阴液内伤,相火烁肺,肿痛日增,破烂腐翳,叠若虾皮。喉癣有如苔藓,咽喉干痒。上腭肿似葡萄,腭痈是命,一则阴虚生热,一则三焦火盛。锁咽毒,却先发于耳前听会,形似瘰疬,渐攻至咽喉肿塞,心小肠积热外感也。乳蛾胀,双轻单重,肺胃风热交攻。喉瘤有如龙眼,红丝包裹,多言必然损气,肺热未侵,既明。喉口之疮,须究胸膺之部。甘疳之生,在乳上肉高耸处。忧思气结,溃漏须防。膻中疽,两乳中央属任脉。蜂窝疽,乳房之上若蜂房。心窝中庭穴里,井疽任脉所司。心窝下两旁生患,脾发疽称,食窦之穴,脾经所主。缺盆属胆胃两经,蠹疽发生。乳旁外包络寒痰,瘰疬痈名。乳痈有内外吹④,肝胃之气血交痹。皮肉尽腐为乳发,胃

---

① 舌蕈:即舌菌。
② 瘰疬风:即舌疳。
③ 咽闭:即喉闭。
④ 内外吹:即为内外吹乳。

府湿火相凝，脓水时淋为乳漏，气血大虚所致。乳中结核，乳劳乳岩须虑。胆肝悒郁，情怀失畅宜知。何谓乳劳，由结核而散漫如盘。未溃先起霉点，破出败脓。日久伤膜，午后之烦热堪忧，渐变虚劳干咳，与颧红并至。乳岩为四绝之一，其初起也，如结核之隐疼。及其破也，腐烂深如岩壑，翻花突若泛蓬，鲜血频裂，脓水时淋。要之症起七情，纵有神仙莫挽。脐上七寸是幽痈，咬牙塞战毒陷凶，溃而脓水忽多少，疮口吐沫内膜通。脐上四寸胃脘痈，不食呕哕毒内攻。脐下三寸是吓痈，建里穴在任脉中。脉来浮数且散大，顶陷紫黑大渴凶。冲疽生脐上之二寸，经任脉而穴下脘，心火流于肾经。脐痈发肚脐之内，穴神阙而经任脉，心火移于大小肠，脐下之一寸五分，气海在也，二寸是丹田，三寸为关元，皆任脉所统辖者，更兼七情郁火。若有一穴发肿，则少腹疽生。腹皮痈，生少腹之皮里膜外，膏果郁火酿成。缓疽在少腹之旁，坚如石而不红不热，痛则引于腰腿，溃则但迟①日月。食少消瘦，败症可忧。盖由脾家之气滞，挟寒积而方生。腋痈，痈红疽白，痈属肝脾之怒火。疽②由太阴厥阴之忧患，腋下坚硬若钉头。黯疔火毒在肝脾，痛痒相兼。硬骨为肋，此处生疽是夹荣③，肝经之火毒也。肋下渊疽，溃若婴啼乃膜破，肝胆两经所致也。内发丹毒，由肋而蔓延腰胯，色如霞片走如云，肝脾风热，内陷须防。肋下软肉为季胁，疽白痈④红，肝胆怒火，凝结为多。在腹之外疡既辨，在里之内痈当明。欲明内痈之部，先详诸募之分。系以歌曰：肺募之穴名中府，乳上三根肋骨间。心募之穴名巨关，脐上六寸五分寻。胃募之穴名中脘，脐上四寸寻便是。大肠募名天枢穴，乃在脐旁开二寸。小肠募名关元穴，脐下三寸乃其真。肝募之穴名期门，乳旁半寸上半寸。胆募之穴名日月，乳下之旁寻不错。肾募京门在身侧，腰中竖骨下肋间。脾募章外在脐旁，高上二寸开六寸。

肺痈先中府隐痛，喘满吐黄痰，非是成脓之候；气壅痰秽臭，方为内溃之时。身温脉细，脓爽痰鲜，饮食进而脓血止，尽是长生之客。皮黏脉大，气急

---

① 但迟：原文作"濡迟"，恐误。
② 疽：指腋疽。
③ 夹荣：原文作"失荥"，恐误，应为夹荣疽。
④ 痈：指胁痈。

颧红，不纳食而污脓多，难寻续命之缕。天枢隐痛大肠痈，大便秘结右足屈。关元之痛是小肠①，立足不伸小便涩。脉来迟紧未成脓，荡涤为先。脐高胀满，脉洪数，转侧水声，内脓已成。若见隐器腐烂，污水频流，嗌干身热，烦躁不止，俱属逆症，难治。胃中生痈中脱痛，右关沉细，章门疼楚。脾家痈，腹满胀难堪。肝痈生巨阙，烦渴症，实难逢。京门肿痛肾痈生，石门痛楚三焦痈。肩中疽属三焦，根坚平塌。肩前廉属阳明，干疽②是命③。后廉乃小肠所隶，过肩疽称。肩尖是肩颙穴上，经是阳明，邪风袭骨缝，肩风毒痛楚难禁。肩后腋下，两歧骨缝之间，小肠经肩贞穴也，髎疽部分。肩前腋上，开合凹堂之中，手厥阴心包经也，乐疽为患。臑痈生臑部④，周匝漫攻，红肿外生晕，二险三凶。藕包毒，坚如鹅卵，亦臑部之疡名也，内是三阴外是阳。鱼肚发，生于臑后垂内处，乃心经之青灵穴也，阴多白色阳多赤。石榴疽，在肘尖之上天井穴，乃少阳之经。肋痈绕肘中，心肺二经之邪。臂痈赤而疽白，内外阴阳。腕痈在手腕背面，乃三阳经共走之地。兑疽生手腕里面，乃太阴经动脉之所。掌后横纹上三寸，两经陷中包络经，穿骨疽生。骨蝼疽在臂外侧，前廉大骨之后，经属阳明。蝼蛄串，生臂内中廉，连肿数块渐次破溃，疼痛如中流矢，经是心包。手发背，生于手背，三阳经，风火湿交凝。掌心毒，发在手掌，劳宫穴包络经行。虎口疽生合谷穴，经属阳明。手背属三阳经，赤肿起埂如虾，症名病虾。手丫发，生众指歧骨缝间，脾中湿火。调疽生于手大指，肺经积热而成，脱节与脱疽同害。蛇头疔、天蛇毒，手指头尖。蛇眼疔，生于指甲两旁。蛇背疔，发于指甲根后。中节绕指肿痛，蛀节疔称。中节肿似鱼肚，蛇腹疔生。更有一指通肿，色紫而状若泥鳅，泥痈疽称。代指生指甲身内。窝疮生指掌之中，形类茱萸，两手相对攒丛生，破津黄水，痛痒频作甚疲顽，盖由风湿袭于肤腠。蜣螂蛀在手指骨节，色白肿坚如蝉肚，而屈伸不便，寒痰湿气，体虚人必久溃成劳。狐尿刺，由螳螂精之毒，染于诸物，人手足误触之则生，紫点红斑陡作。鹅掌风掌心皮干枯裂，杨梅毒血燥

---

① 小肠：即小肠痈。
② 干疽：指臂前廉之疽病。
③ 命：或指命名。
④ 臑部：指上臂。

生风致患。前后两阴之间,部名曰篡,任经会阴穴是,此际生疮悬痈是名。症由三阴之亏损,又兼湿热壅滞,漏脓而难生。穿裆发在会阴前、肾囊后,红亮焮痛,湿热纯阳称易治。黑进紫硬,忧劳郁火实难医。系皮囊之空处,破绽何堪。睾丸痛而漏溺,补益徒施。跨马痈生于肾囊之旁,大腿根里侧,骨缝夹空中,肝肾两经之湿热也。便毒生腹下腿根折缝,肾肝精血留凝,左便毒,右鱼口。古语有云:疳疮①诸症,名以形殊。下疳生于马口下,蛀疳在至茎上。肿胀外皮包里者,袖口疳称之极是。疳久遍腐,腊烛疳于焉可名。痛引睾丸,鸡瞪疳阴囊肿坠,渗脓作痒。旋根疳马口旁生,痛痒沿皮溃,形如烂杏之无皮。瘙疳之证腐烂宛如田,症乃杨梅之遗毒,梅疳是矣。虽名多而形异,皆邪火以酿成。肾囊痈红肿焮痛,肾肝湿热居多。绣球风②肾囊湿痒,肝家风湿袭成。尻尾骨尖鹳口疽,督脉经以形命名,少壮犹可治,老弱断难疗。坐马痈,尻尾骨之略上,督脉之湿热何疑。臀内厚处是臀痈,白肿不溃由陷凶,上马、下马③,臀内下折纹④之中,太阳湿热须知。尻骨之前长强穴,属督脉经之首穴也。涌泉疽状如伏鼠,成冷漏⑤老弱无。论藏毒⑥即肛痈,有虚实之分。实可敛而虚成漏,实由阳明之湿热,虚由肺肾之阴伤,咳嗽吐红,终成劳瘵。痔疮有内外,成愈无期,名有数十种。阴虚湿热医,腿根作痒如黍豆,感湿热而成坐板⑦之疮。大腿外侧是三阳,先酸痛而后白肿,酿成附骨之疽。内侧属三阴,筋骨痛而屈伸难,致生咬骨之疽。经虽分乎阴阳,病总由于寒湿。体虚欲后被寒侵,终成痼疾。沉寒阴冷脓清臭,必延坏症。股阴疽,股内合缝之下,位近阴囊,足厥阴经,溃后缠绵,收敛非易。横痃疽,股内合缝纹间,三阴经,七情郁滞。伏兔疽,膝上六寸正中,胃经穴,火毒而生。股阳有疽,股外侧跨尖之后。环跳疽患,跨骨节环跳本穴。二症皆白肿,风湿与寒凝。箕门痈,膀胱湿热,股内近膝箕门是,脾经为病。腿游风,

---

① 疳疮:指下疳疮。
② 绣球风:又称肾囊风。
③ 上马、下马:指上马痈和下马痈。
④ 折纹:释为皱褶。
⑤ 冷漏:为病名,即痈疽形成漏管。
⑥ 藏毒:即脏毒,见《医宗金鉴》卷六十九。
⑦ 板:原文作"版",恐误,今改为"板"。

两腿里外忽赤肿，形似堆云，嫩热疼，由营卫风热，相抟而成。青腿牙疳之症，腿肿色青，牙龈疳腐。盖因阳火炎炽于上，阴寒闭郁于下，既阴阳之乖变，非马乳而莫疗。若穿腮而破唇，腿腐而干枯，纵治无功矣。膝痈生膝盖，红肿嫩痛。疵疽亦膝盖，色白坚硬。《经》云：肉之小会为溪。溪者二肘、二膝、四腕也。凡脾病在溪，肾中邪，其气流于两膝。凡筋病皆属于节，筋乃肝之余，故又属肝。是以溪会有病，皆从脾、肾、肝三经，邪气乘之也。膝眼隐痛膝眼风，下焦素虚邪易凑，因于风也。痛走注而无定，因于寒也。痛如刺而难忍，因于湿也。形胖肿而作疼，伸不屈者，病在骨。屈不伸者，病在筋，动移不遂。况寒痼冷之候，左右相传，是过膝风，极险。鹤膝风膑[1]粗大，上下股肿枯细。三阴虚损，风湿寒侵，溃后必延损废。下石疽生于膝间，肿似鸡卵硬如石，皮色如常，不嫩不热难消溃，既溃难敛。绵延岁月最皮顽，身虚寒湿袭，瘀血结凝成。缓疽由外寒之深袭，血滞瘀凝，或生两膝上，或生两膝旁，肿硬如馒常木痛，色情紫黯热嫩痛疼，日久肌肉腐，与下石疽同。膝后曲处部为腘，穴是委中纹陷中，委中毒经属膀胱。上水鱼，生委中折纹两梢，肿如高埂，长若鱼形。血热遇外寒而稽滞，血瘀遂凝结而生此。三里发，生膝眼下三寸，外侧前廉两筋间，初形如牛眼，劳力致伤筋。腓腨发生小腿肚，肾虚膀胱积热凝。古方云：不治，嫩赤无妨。黄鳅痈在小腿痛腹之里侧，形长数寸若泥鳅，微红硬肿生疼楚，症属肝脾湿热凝。青蛇毒又曰蛇便，小腿肚形长数寸，肿高块紫而僵硬，壮热憎寒痛不餐，由肾经之素虚，与膀胱之湿热。其头向下毒轻浅，向上须防内陷凶。胫足与足后跟相接处，疽名接骨发，膀胱湿热也。内踝骨之上三寸，附阴疽也。三阴之交会，收敛故迟。两踝生疽分内外，内名走缓外穿拐[2]。内三阴，外三阳，分理无差。穿踝疽[3]由脾经寒湿，先从里踝串外踝，皮色如常肿痛多。有头为阳还易治，无头闷肿属阴难。湿毒流注，腿肿上流行无定，绕胫起核，瓜藤缠身发易滋，溃水易于腐烂。腠理风湿交蒸，肾气游风之患，多生于肾虚之人。腿肚红肿如雪片，

---

① 膑：同"髌"。
② 外穿拐：即穿拐痰。
③ 穿踝疽：即穿踝发。

游行莫定,痛如火灼受风邪,肾火熏蒸。臁疮生胫廉内外,分究阴阳。鳝漏类湿疮滋蔓,腿肚居多,痛痒流黄水,孔如钻眼深。寒气侵于疮孔,以致口寒而肌冷也。两腿脚弯如风癣,四弯风热火交侵。胫骨曲凹,黄水淋漓搔痒极,风流血脉,风疽难愈得疽名。足发背,三阳受毒,胆胃居多。涌泉疽足底中心,肾经虚损。脱疽、敦疽,足指多而手指少。脱为绝症,若是敦疽犹可活。甲疽,甲旁胬肉高突。足跟疽,又名兔啮,膀胱之申脉穴也,阳蹻脉发源之所,肾经所过之地。脓水淋漓,真元暗竭。牛程蹇^①,或是足跟,或足掌,皮顽硬肿起,高埂血凝成。琉璃疽^②生足跟旁,肿亮如粟行路伤。足跟有冷疔,紫疱形如枣,腐烂孔深,难禁彻骨之疼,湿寒凝结,更兼黑气难医。田螺疱多生足掌,闷胀硬痛如豆粒,传度三五,连生数疱。皮厚既难自破,已破湿烂堪憎,脾经湿热下注,外寒闭塞而生也。

三、各论

(一) 头部

1. 头部之一般病理　头乃至高之部,为百骸之主宰,诸阳之统会也。其受病属风大者居多,火性炎^③上,熏蒸上部,风邪客感,每于头额当之。然风火之为患,必乘虚而入,伤于头部,无从疏解,所以结聚而成痈肿也。

2. 头部各病之临床诊断及其疗治大概　治疗头部之病,须明辨其风火。之形症,受病之浅深,老幼吉凶之别。病因火而发者,烦热脉来洪数,其象多掀赤也。因风而生者恶寒,脉来浮弦,其肿多浮白也。若稚子之病,头患肿毒最多,壮者罕有。盖小儿纯阳多热,热气上蒸。头患疮肿,宜也,故有鳝拱头癞头疮等症。年近二十,精气实,脑髓足,毛发长,故无此两症。若老者,阴血衰少,脑髓枯虚,相火无制。上攻于头,热毒深陷,病出脑髓,发为恶症,往往难治。凡治幼稚之头病者,宜降火疏风。老弱者,宜生精补血,此其

大概也。

3. 头部各病之地位、症状原因及疗冶法处方

(1) 百会疽：一名玉顶疽，在巅顶正中，属督脉经百会穴。在前顶后一寸五分，项中决毛旋中。由膏粱太过，火毒凝结而成。初起形如粟米，燃疼寒热，红色肿硬，顶尖脓稠者，属气实。用黄连消毒饮，外敷金黄散。若疮顶低陷，根脚漫肿，脉细数恶寒者，属阳虚，宜十全大补汤，外敷冲和膏。此症溃后难治。

黄连消毒饮：苏木(去瘀)，甘草，陈皮，桔梗，黄芩，黄柏，人参，藁本，防己，知母，羌活，独活，连翘，黄连，生地，黄芪，泽泻，当归毛，金黄散。

冲和膏：俱见下制药法。

十全大补汤：见上溃疡。

(2) 透脑疽：生于百会穴之前，囟门之际。属督脉经，其症状原因疗治处方，与百会疽同。

(3) 侵脑疽：生于透脑疽侧下三处穴。侠上星旁一寸五分，属太阳膀胱经。膀胱为肾之府，因肾水亏少，相火无制，火邪独旺，上蒸血肉，经脉壅结为肿。色红高起脓顺者，易治。初起三四日前，可施内消。六七日外，当用托里。十数日外，当用排脓。

荆防败毒散：荆芥，防风，羌活，独活，前胡，柴胡，桔梗，川芎，枳壳，茯苓，人参，甘草。

托里透脓汤：人参，白术，穿山甲，白芷(香燥，不宜早用)，升麻，当归，甘草节，生黄芪，皂刺，青皮。

托里排脓汤：当归，白芍，人参，白术，茯苓，连翘，金银花，土贝母，生黄芪，陈皮，肉桂，桔梗(胸之上加入)，牛膝(下部加入)，白芷(项之上加入)，甘草。

内疏黄连汤：见上脓疡。

(4) 佛顶疽：一名顶门疽，生于透脑疽之前上星穴。在神庭后入发际一寸，属督脉经。由脏腑阴阳不调，热毒上壅而成。疗法、处方同上百会疽。若溃破脑膜，及脉大、神昏、二便闭结者，不治。又小儿积壅暑热，头部生疮，

红肿如桃李,脓血相杂,往往类此,不可误作佛顶疽治。

(5)额疽:生前额正中者,属督脉经;生左右额角者,属太阳膀胱经,皆由火毒而成。此处乃骨多肉少,溃后最忌袭风伤水。虽贴膏药,亦须遮护。庶无破伤风之患,疗法、处方同上百会疽。

(6)勇疽:一名太阳疽,发于左右太阳穴,属足少阳胆经怒火而成。初起如粟,渐肿如伏鼠,面目浮肿。七日化脓不溃,火毒攻睛,腐烂损目。初服仙方活命饮,清解之。毒甚,服内疏黄连汤,外敷金黄散。溃后,亦须避风忌水。

仙方活命汤、内疏黄连汤:俱见上肿疡。

金黄散:见下制药法。

(7)鬓疽:发于鬓角,属手少阳三焦、足少阳胆二经。由于相火妄动,外受风热,更因性情急怒,欲念火毒凝结而成。初起寒热交作,头眩痛彻太阳。甚则耳目连鬓通肿,治宜清肝养血。脓成者,托里消毒散。若脓而不溃,溃而不敛,气血俱虚,身凉脉细,饮食少思,口淡无味,形体消瘦者,宜参苓内托散。按此二经多气少血,肌肉浇薄最难腐溃。

柴胡清肝汤:柴胡,生地,当归,赤芍,川芎,连翘,牛蒡子,黄芩,花粉,防风,生栀子,生草节。

清肝解郁汤:熟地,当归,白芍,白术,茯苓,贝母,栀子,人参,半夏,柴胡,丹皮,陈皮,川芎,香附,甘草。

加味逍遥散:白术,花粉,柴胡,丹皮,贝母,茯苓,当归,白芍,陈皮,山栀,红花,羚羊角,甘草。

参苓内托散:人参,白茯苓,川芎,归身,熟地,山药,白芍,白术,陈皮,丹皮,肉桂,地骨皮,甘草,熟附子,黄芪。

托里消毒散:见上肿疡。

(8)夭疽、锐毒:左为夭疽,右为锐毒,俱生于耳后一寸三分高骨之后,属足少阳胆经。由谋虑不决,郁火凝结而成,形多坚硬,头多隐伏。未溃先黑,未脓先腐,臭秽易生,元气易败。若红活高肿,易于脓腐者顺,疗法、处方同下项颈部脑疽。

（9）耳后疽：生于耳稍之后角孙穴，属三焦风毒，兼胆经怒火上炎而成。红肿有头，焮热。易溃稠脓者，易治。黑陷坚硬，焮痛引脑。迟溃紫血者，难治。初起失于托里，或过服寒凉，则毒必内遏，脓从耳窍出矣。此为内溃，易于成漏。

仙方活方饮、托里消毒散、透脓散：俱见上肿疡。

（10）耳发：生于耳折间，连轮通肿，属于手少阳三焦经，风热所致。初如椒粒，渐肿如桃，或如蜂房，或赤或紫。热如火，痛彻心，不可听其自溃。十日后刺出黄白脓者顺，刺之无脓，时出鲜血。神昏狂躁者逆，疗法、处方同上耳后疽。

（11）耳根毒：生耳后，初起结核，渐肿状如伏鼠。由三焦风火胆经，怒气上冲所致。疗法、处方同上耳后疽。

（12）玉枕疽：生于玉枕骨尖，上脑户穴。在枕骨上强间后一寸半，由督脉经积热，外受风邪凝结而成。初起如粟，麻痒，渐增肿痛。如见表症，疏解之以取微汗，即行托里。处方参观下项颈部脑疽。

（13）脑铄：生于督脉经风府穴，由阴精枯涸毒火乘之而生。初起形如椒粒，坚硬紫暗，渐肿如构木。其色不赤，心烦者死。治疗、处方参观下项颈部脑疽。

（14）脑后发：生于督脉经枕骨之下，风府穴。在项后入发际一寸下筋内，症状、原因及疗法、处方，俱同上玉枕疽。

（15）油风：生头发内，毛发脱落成片，皮红光亮，痒如虫行。由毛孔开张，邪风乘虚袭入，以致风盛燥血，不能荣养毛发。内服神应养真丹，外以海艾汤洗之。

神应养真丹：羌活，木瓜，天麻，白芍，当归，熟地，菟丝子，川芎，等分为末。入地黄膏加蜜丸，桐子火。每服三钱，温酒或盐汤送下。

海艾汤：海艾，菊花，藁本，蔓荆子，防风，薄荷，荆芥穗，藿香，甘松，等分，用水煎滚，候温熏洗。

（16）白屑风：初生发内，延及面目耳项。燥痒，日久飞起白屑，脱去又生。由肌热当风，风邪侵入毛孔，郁久燥血，肌肤失养，化成燥症也。宜服祛风换肌丸。若肌肤燥裂者,用摩风膏擦之。

祛风换肌丸:大胡麻,炒苍术,酒炒牛膝,石菖蒲,苦参,生首乌,威灵仙,当归身,生甘草,川芎,花粉。

上为细末,陈煮酒叠丸,如绿豆大。每服三钱,热汤送下。忌食牛肉、火酒、鸡、鹅、羊、鱼腥等物。

摩风膏:见下制药法。

(17)秃疮:一名肥疮,又名癞头疮,多生小儿头上。白痂流脓,瘙痒难堪,日久延蔓成片,发焦脱落。由胃经积热生风而成,外敷血余散。

血余散:见下制药法。

(18)蝼蛄疖:一名蟮拱头,多生小儿头上。其原因有三:① 因胎中受毒者,其疮肿势小,而根则硬坚,溃破虽出脓水。而坚硬不退,疮口收敛,越时复发,本毒未罢。他处又生,甚属缠绵。② 因小儿夜睡以头藏于乳母怀中,热气熏蒸而成者。③ 因暑热成毒者,大如梅李,相联三五枚,溃破脓出。其口不敛,日久头皮串乳,务将所串之空皮剪通,使无藏脓之处。

(19)发际疮:生项后发际,形如粟米。头白肉赤,热痛如锥刺,亦有侵淫发内者。因内郁湿热,外受风抟而成,焮痛者易治。平塌漫肿,毒流肩背,未脓先腐者难治。外搽黄连膏,内服防风通圣散。

防风通圣散:防风,当归,白芍,芒硝,大黄,连翘,桔梗,川芎,石膏,黄芩,薄荷,麻黄,滑石,荆芥,白术,山栀,甘草。

黄连膏:见下制药法。

(二)面部

1. **面部之一般病理** 面乃五脏之容,血气之华。望其面色之华枯,即可知其血气之盛衰。面虽分属五脏,而阳明胃经环绕者居多,故面部诸病,每因胃火上升所致,恶疮多而痈疽少。谚谓"面无好疮",信不诬也。

2. **面部各病之临床诊断,及其疗治大概** 面部各病,由气火而成者多,亦有风邪所致者。风毒则浮肿,火毒则焮赤。疗法:风以辛温汗之,火以苦寒降之。风火相抟者,以辛凉散之。其有胃腑中实热结滞,大便不通,火毒上蒸,而为头面红肿者下之。或受表邪而头痛无汗者,引经之药用白芷,发散用升麻、干葛，降火用黄连、石膏，消肿用连翘、薄荷，此其大概也。

3. 面部各病之地位、症状、原因及疗法处方

（1）颧痈：生于颧骨尖处，不论左右，皆属小肠经。初小渐大如瘤，发于阳分，由风热而生。嫩红浮肿疼痛，七日即溃，为毒轻根浅，易愈。

仙方活命饮：见上肿疡。

（2）颧疽：位置同颧痈，发于阴分。色紫漫肿坚硬，麻木疼痛，三七方溃，为毒重根深，由积热而生。以上二症，疗法悉同痈疽，但不可妄用追蚀之药。盖颧部骨少肉多，防其穿溃过深，致令颧骨倒陷之患。

内疏黄连汤：见上肿疡。

（3）颧疔：生于颧骨之间，属阳明胃经，不论左右。初起如粟米，坚硬似钉，麻痒疼痛。多因过食炙煿药酒，以致胃经积火成毒所致。若干陷无脓，面目肿亮，身体发热者，乃正虚邪实，毒气内攻，不治之症。初宜蟾酥丸，或黄连解毒汤。

蟾酥丸、黄连解毒汤：俱见下非面部病疔疮。

（4）面发毒：生面上颊车骨间，形如赤豆，渐发渐多。色红焮痛，坚硬似疔，时津黄水，由风热客于阳明，上攻而成。有表邪者，荆防败毒散汗之。胃火盛，唇焦、口渴、便燥者，凉膈散下之。

荆防败毒散：见头部脑疽。

凉膈散：黄芩，薄荷，山栀，连翘，石膏，生草，芒硝，大黄。

（5）面游风：生于面上。初发面目浮肿，痒若虫行，肌肤干燥。时起白屑，细如鱼鳞，痒极抓破。湿热盛者，津黄水。风燥盛者，津血，痛楚难堪，皆由平素血燥，过食辛辣厚味所致。阳明经湿热，外受风邪，寄生虫因而繁殖，为痛为痒。痒甚者，宜消风散。痛甚者，黄连消毒饮，外以摩风膏敷之。

消风散：荆芥，防风，当归，生地，苦参，苍术，蝉脱，胡麻仁，牛蒡子，知母，石膏，生草，木通。

黄连消毒饮：见上头部百会疽。

摩风膏：见下制药法。

（6）痄腮：一名髭发，生于两腮肌肉不着骨之处。属阳明胃经，乃风热

湿痰。或冬温后、天时不正,感发传染所致。初发寒热高肿,色红嫩热者,以柴胡葛根汤散之。外散金黄散、冲和膏之类。若内热、口渴、便秘者,四顺清凉散利之,表里俱解。如肿仍不消,必欲作脓者,托里为主。脓熟者,针之。

柴胡葛根汤:柴胡,葛根,石膏,花粉,黄芩,生草,牛蒡子,连翘,桔梗,升麻。

四顺清凉散:防风,山栀,连翘,生草,当归,赤芍,羌活,大黄。

托里消毒散:见上肿疡。

金黄散、冲和散:俱见下制药方。

(7)颊疡:一名颊车毒,生于耳下颊骨之间。属阳明胃经,兼手少阳三焦地位,是怒火积热所致。起如粟米,色红渐大如榴,初宜犀角升麻汤清解之。若失治或过敷寒药,以致肌冷凝结坚硬。难消难溃者,宜升麻散火汤宣发之。溃后牙边出臭水者,不治。

犀角升麻汤:犀角,升麻,黄芩,附子,生草,白芷,川芎,羌活,防风。

升麻散火汤:抚芎,蔓荆子,白芍,防风,羌活,独活,甘草,人参,柴胡,香附,葛根,升麻,僵蚕。

(8)骨槽风:一名穿腮毒。初起耳前连及腮项,筋骨隐痛。渐则坚痛,齿痛肉肿,两边牙关紧急,不能饮食。寒热大作,腐烂不已。由郁火伤肝,思虑伤脾所致。初起服清阳散火汤,将溃用中和汤抹之。此症不能速愈,若有调理,可以无事,必致腐骨出尽而后已。至于时之久近,则视乎骨之大小也。溃后腐骨不出者,掺推车散。

清阳散火汤:升麻,白芷,黄芩,牛蒡子,连翘,石膏,防风,当归,荆芥,白蒺藜,甘草。

中和汤:人参,黄芪,白芷,白术,川芎,当归,甘草,桔梗,白芍,肉桂,麦冬,藿香。

推车散:见下制药法。

(9)发颐[①]:生于腮前地阁之旁,属足阳明胃经。由伤寒发散未尽,传

---

① 发颐:又名颐发,汗毒。指发于颌面颐部的急性化脓性疾患,相当于西医学的急性化脓性腮腺炎。

化而发所致,先宜荆防败毒散汗之。如表邪已尽,耳项结肿,微热不红疼痛者,宜牛蒡甘桔汤。如消之不应,肿痛日增,势必溃脓,宜服托里透脓汤。此症失于调治,或误投寒凉克伐之药,毒必内陷,肿至咽喉,神昏痰涌,多致不救。

牛蒡甘桔汤:牛蒡子,甘草,桔梗,陈皮,黄连,川芎,天花粉,赤芍,苏木。

荆防败毒散、托里透脓汤:俱见上头部侵脑疽。

(10)时毒:一名大头瘟。初发鼻面耳项赤肿焮痛,头目胀大如斗。如耳肿难开,牙关紧闭,发热憎寒,头痛心热,无汗脉浮,表症重也,宜汗之。如胸闷便闭,痰涎壅盛,咽喉闭塞,烦满脉实者,里症重也,宜下之。如肌表有汗,大便如常,邪在气血之分,宜和解之。俱用普济消毒饮为主。此症乃感天时风热之邪,受于诸阳之会。始于鼻面眼胞者,阳明受之,以葛根为引经。发于耳部头侧者,少阳受之,以柴胡为引经。起于脑后枕骨者,太阳受之,以羌活为引经。初宜发汗,次宜凉解。表者汗之,里者下之。如表里俱解,肿不消,宜砭去恶血,或板蓝根打汁,调金黄散敷之。自后仍不消者,欲作脓也,宜托里消毒散托之。溃后参观溃疡门。

普济消毒饮:黄芩,黄连,人参,陈皮,玄参,甘草,柴胡,桔梗,连翘,马勃,牛蒡,升麻,僵蚕,板蓝根。

神授卫生汤、托里消毒饮、透隔散:见上面发毒。

(11)凤眉疽:一名眉发。生于眉棱,无论左右,皆膀胱、小肠、肝、胆四经积热所致。形长如爪,疼痛引脑,二目合肿,坚硬色赤,按之有根。其症极险,类乎疔疮。治宜围聚疮根,不使走散。内须托毒成脓,速溃为妙,迟则恐攻眼损睛也。

黄连解毒汤、蟾酥丸:俱见下疔疮。

(12)眉心疽:一名印堂疽。生于两眉中间印堂穴,由督脉经风热壅结而成。初起色赤浮肿焮痛者,名曰面风毒。色黑木痛,痒难忍,根脚坚硬如铁钉状,寒热交作者,名曰眉心疔。疗法不同。眉心疽及面风毒,可参考头部百会疽门。眉心疔,则宜用清心法,不可妄用发风流走攻毒之药也。

（13）龙泉疔：生于上唇水沟穴，属督脉经。内因七情内伤，或膏粱厚味、醇酒炙煿、热毒蕴结所致。初起形如粟粒，或如水泡，按之根深，如钉着骨中，痛不可忍，根盘散蔓，不能透发。面目浮肿，或坚肿㿠红，恶寒心热，恶心呕吐，肢体拘急。三四日后，口禁如痉，牙关紧闭。甚至不省人事，此火毒陷入心包也，宜按疗疮门急治之。

（14）虎髭毒：一名颏痈，又名承浆疽，生于下唇之宛宛中。由过食炙煿，胃肾两经积热，上攻任脉而成。凡肿痛㿠赤速溃者，易治。初起形小似豆，麻痒痛甚。恶寒发热，心烦作呕者，名虎须疔，可按疗法治之。

（15）燕窝疮：俗名羊胡子疮，生于下颏。初生小者如粟，大者如豆，色红热痒微痛。破流黄水，津淫成片。由脾胃湿热而成，宜服芩连平胃汤。久满水多者，外搽皮脂散。痛甚者，解毒丹。

芩连平胃汤：黄芩，黄连，厚朴，苍术，甘草，陈皮。

皮脂散、解毒丹：俱见下制药法。

（三）项颈部

1. 项颈部之一般病理　《释形篇》云：项者，径也。颈挺而长，乃三阴三阳经游之径也。项者，行也。人体脊骨二十四节，惟上三节，居其项也。是故颈项者，十二经络之总会，气血升降之道路。所发痈疽，多由阴虚火郁，痰瘀凝滞而成。间有由湿热上攻及风毒者，不可不辨。

2. 项颈部各病之临床诊断，及其疗法大概　哑门穴之下，大椎之上，名天柱骨。此处发疽，急施托里，失治竟至腐烂筋骨，头倒不举而死。凡治项前之症，外面不可敷药，恐罨毒内攻，必使咽喉溃烂。利祛毒于外，则虽溃破，亦无大害。颈之侧旁发肿，浮浅色白，无头无根者，乃风毒颈痈也，一汗可散。

3. 项颈部各病之地位、症状、原因及疗法、处方

（1）脑疽：一名对口疽。有正有偏，正属督脉经，偏属太阳膀胱经。初起肿赤痛甚，烦渴饮冷，脉洪数有力，湿热上涌，漫肿微痛，渴不饮冷，阴虚火炽，口舌干燥，小便频数。或淋漓作痛，肾水亏损。大抵正对口疗法，较易于偏对口。盖督脉起于下，而贯脊行于上，故毒气得之，反能冲突高肿，不致下

流低陷,乃能外发。太阳膀胱,主司寒水,性质多沉。起于巅顶贯项两旁,顺行而下。与疮毒交会下流,故疮多平塌也。

保安万灵丹、仙方活命饮、托里消毒散、神功内托散:俱见上肿疡。

十全大补汤、人参养营汤、加减八味丸:俱见上溃疡。

(2)天柱疽:生于天柱骨上。由上焦郁热,蓄于督脉所致。极痒入骨,肩背拘急,急用隔蒜灸,疮止为度。灸而有疱者,顺;无疱者,逆。溃后,神昏、呕哕、恶心、血不止者,死。疗法、处方与脑疽同。

(3)鱼尾毒:生于项后发际两旁角处,或左或右,皆属轻浅。由于太阳膀胱经湿热凝结而成。初起,荆防败毒散。脓将成,宜服托里排脓汤。

荆防败毒散、托里排脓汤:俱见上头部侵脑疽。

(4)百脉疽:初发漫肿,大小数块,环绕颈项。其色紫红,痛热不食,气逆咳嗽。其发引耳,十五日可刺,迟则毒攻咽喉。刺见脓者,顺;见血者,逆。

(5)结喉痈:一名猛疽,发于项前结喉之上。岐伯曰:发于嗌中,不急治。化为脓,脓不泄,塞咽,半日死。其脓泄,三日而已。但此症属阳明经,《医宗金鉴》作"任兼肝肺",非。痰郁气结而成。初起宜服二陈汤,加大力子[①]、桔梗、前胡、贝母、枳壳、防风、元参、瓜蒌霜、黄芩、生姜汁、竹沥之类。如风痰,加南星。湿痰,加苍术。喘咳痰涎,气逆上涌,加桑皮、苏子。气逆甚,加沉香。

二陈汤:茯苓,半夏,陈皮,甘草。

(6)炎喉痈:一名炎疽,生喉之两旁。原因、疗法、处方与结喉痈同。虚火上升,痰壅饮食不进者,死。

(7)颈痈:生于颈之两旁。初起疼痛发热,或寒热往来。头项强痛,渐渐肿赤。多因风湿痰热,或阴虚而少阳三焦火郁上攻,气血凝滞而发。初宜疏解表邪,势轻者,即能消散。若四五日寒热不解,便欲成脓,即当托里。溃后调理得宜,半月可愈。

荆防败毒散、托里排脓散:俱见上头部侵脑疽。

---

① 大力子:即牛蒡子,下同。

（8）瘰疬：多生于耳前后项腋间。项前属阳明经，项后属太阳经，项之左右属少阳经。有风毒、热毒、气毒之异，瘰疬、痰疬、筋疬之殊，当察而治之。风毒者，乃外受风寒，搏于经络。先寒后热，结核浮肿，治当散其风除其湿。热毒者，乃天时亢热，暑中三阳，或内食膏粱厚味，酿结而成。色红微热，结核坚硬，治当清其暑、泻其热。气毒者，乃感冒四时杀属之气而成。其患耳项脑腋，骤成肿块。令人寒热头眩，项强作痛，治当调其血、和其气。瘰疬者，累累如贯珠，连接三五枚。其患先小后大，不作寒热。初不觉疼，日久渐疼。坚硬如基耳，大小如梅李，绕颈延腋。得之于误食虫蚁鼠残之物，又或汗液宿水陈茶混入而飧。乃食毒凝结之久病，最难消散。治当散其坚，和其血。痰疬者，初起如梅如李，生及遍项，久则微红，后则溃破，此乃饮食冷热不调。饥饱喜怒不常，多致脾气不能传达，遂成痰核。治当豁其痰，行其气。筋疬者，生于项侧筋间，形如基子坚硬，大小不一，或陷或突，久则虚羸。多生寒热，劳怒则甚，此乃忧愁思虑、暴怒伤肝。故令筋缩，结蓄成核，法当清其肝、解其郁。又有寡妇尼僧，鳏夫庶妾，郁志不发，思不得遂，积想在心，过伤精力。此劳中所得者，最难调治。凡生瘰疬者，男子而太阳青筋暴露，朝热咳嗽者，自汗盗汗。女子而眼内红丝，经闭骨蒸，五心烦热者，必变疮劳。马力病，在前负缺盆穴部，状如马力，忧虑伤肝胆两经难治。

防风解毒汤：凡毒瘰疬，手足少阳部分，耳项结肿，或外寒内热、痰凝气滞者。

防风，荆芥，桔梗，牛蒡子，连翘，甘草，石膏，薄荷，枳壳，川芎，苍术，知母。

连翘消毒饮：热毒瘰疬湿痰作痛，不能转侧者。

连翘，陈皮，桔梗，玄参，黄芩，赤芍，当归，山栀，葛根，射干，花粉，红花，甘草，大黄（初起便燥者加）。

小柴胡汤：寒热兼瘰疬。

柴胡，半夏，人参，甘草，黄芩，生姜，大枣。

逍遥散：散郁调经潮热恶寒。

当归，白芍，茯苓，白术，香附，黄芩，陈皮，薄荷，甘草，柴胡。

滋荣散坚汤：夏伤湿热、瘰疬硬坚，肿痛未溃者。

川芎，当归，白芍，熟地，陈皮，茯苓，桔梗，白术，香附，甘草，海粉，贝母，人参，昆布，升麻，红花。

［附注］① 身热加柴胡黄芩。② 自汗盗汗，去升麻，倍人参、黄芪。③ 饮食无味，加藿香、砂仁。④ 食而不化，加山楂、麦芽。⑤ 胸膈痞闷，加泽泻、木香。⑥ 咳嗽痰气不清，加杏仁、麦冬。⑦ 口干作渴，加知母、五味子。⑧ 睡卧不宁，加黄柏、远志、枣仁。⑨ 惊悸健忘，加茯神、石菖蒲。⑩ 有汗恶寒，加薄荷、半夏。⑪ 无寒[①]恶寒，加芽术、藿香。⑫ 女人经事不调，加元胡索、牡丹皮。⑬ 腹胀不宽，加厚朴、大腹皮。

益气养荣汤：治七情抑郁，劳伤气血，颈项筋缩，结成瘰疬者，如贯珠谓之筋疬。

陈皮，贝母，香附，当归，川芎，黄芪，熟地，白芍，甘草，桔梗，白术。

［附注］① 胸隔痞闷，加枳壳、木香。② 饮食不甘，暂加厚朴、苍术。③ 往来寒热，加柴胡、地骨皮。④ 脓溃作渴，倍人参、黄芪、当归、白术。⑤ 脓多，加白蔹、肉桂。⑥ 痰多，加半夏、橘红。⑦ 口干，加麦门冬、五味子。⑧ 发热，加柴胡、黄芩。⑨ 渴不止，加知母、赤小豆。⑩ 脓不止，倍加人参、黄芩、当归。⑪ 溃后反痛，加熟附子、沉香。⑫ 虚烦不睡，倍人参、熟地、远志、枣仁。

消疬丸。

玄参(蒸)，川见母(去心、蒸)，牡蛎(火煅，醋淬)，各四两，磨细炼蜜为丸。每服三钱，白汤下，日二服。

虎枣丸：统治瘰疬。

壁虎七条。盐泥封固，煅赤，冷定为末。以红枣去核，同壁虎末打丸。芡实大，卧时酒下。

八珍汤、十全大补汤、归脾汤：俱上溃疡。

(9) 上石疽：生于颈项两旁。其形如桃李，皮色不变，坚硬如石，焮痛不

---

① 寒：据文义，"寒"为"汗"之误。

热。初小渐大，难消难溃，既溃难敛，缠绵之症也。由肝经郁结，气血凝滞，宜益气养荣汤。

（10）失荣证：生于耳前后及头间。初起状如痰核，坚硬如石，推之不移，不寒不热，不觉痛。日渐滋大，隐隐觉痛，痛著肌骨，渐渐溃破，但流血水无脓，渐至口大内腐，凹进凸出，形如湖石。由忧思恚怒，气郁血逆，与火凝结而成。治宜滋荣散坚汤，更宜戒七情，适心志，或可绵延岁月，然终属败症。

（11）钮扣风：生于颈下天突穴之间。因汗出之后，邪风袭于皮里所致。起如粟米，瘙痒无度，破流脂水，渐则浸淫成片。内服消风散，外敷皮脂散。

防风散：见上面部面游风。

皮脂散：见下制药法。

（四）咽喉部

1. 咽喉部之一般病理　咽喉者，咽以咽食，喉以纳气。故咽喉之内有两窍：一曰喉窍，俗名气管，下接于肺，主气之吸呼。肺为华盖，以覆诸藏，司呼吸出入，为人身之管籥。一名咽窍，俗名食管，下接于胃，为饮食之路，水谷同下，并归于胃，乃运粮之关津，以司六府之出纳。相传咽喉有七十二症之说，其病理亦不外虚实、寒热、风痰、气血而已。

2. 咽喉部各病之临床诊断，及其疗法大概　凡治喉症，咽喉作痛，饮食难下，痰涎上升，甚至语言謇涩，此危证也。有半边作痛，有两边俱痛。先按其颐下空软处，其内有核者，便是患处。次令病人向亮坐定，开口、用物押定舌根，视其喉内。令其呼气一口，病症则显然明白。如色红肿者，胃火上升。色白肿者，气逆闭郁。满喉浮白者，气邪壅塞。紫肿血泡者，积热伤血。痛如蜂螫，水饮难咽，而无赤肿者，阴虚气燥。有隆冬受寒，卒然咽痛，颐下无核，唯内不红，此寒郁气分。有春阳咽干痛甚者，此伏火发焰。有喉痛气喘，痰声如拽锯者，风痰伤肺。如喉中肿痛，发头大如桃栗、小如芡实者，将欲溃脓。有痛处白如烂绵，黄如蜂蜡，或如腐脂者，肌肉腐烂。如喉中肿胀，二三日后忽觉臭气泄出者，其脓已出，病将痊愈。有两边俱肿，锁闭不通，痰声漉漉，鼻流稠涎，命在须臾。有脓不泄者，用刀点法。痰多者，用探吐法。腐烂者,用揩抹法。危急者,用针刺手大指内侧少商穴,出紫血,以泄其热。凡喉痛并舌胀肿,概不可平卧,须靠起上身,清心静养,忌酒色、恼怒、辛辣、厚味。又有伤寒咽痛一症,未可概施寒凉药,须于脉证辨之。

3. 咽喉部各病之症状原因及疗法处方

(1) 紧喉风:此症由膏粱厚味太过,肺胃积热,复受邪风,风热相搏,上拥咽喉所致。咽喉肿痛,声音难出,汤水不下,痰声似拽锯。初发暴速,急用刺法。痰盛者,用探吐法,吹玉匙开关散。内服清咽利膈汤,按法调治。若兼项绕肿,即名缠喉风。男子延至结喉,女子至胸,声响如雷,不治。

清咽利膈汤:连翘,大力子,桔梗,陈皮,射干,花粉。

上为主药。如胃火上升,加川连、山豆根、石膏、玄参。气逆郁滞,加苏子、郁金、黄芩。积热伤血,加茜草、柴胡、黄芩、玄参、赤芍、当归。肾水亏损,虚火无制,劳瘵三疟,久病咳嗽失治于初,急患咽痛,而无红肿者,加黄柏、知母、元参、生地、麦冬。寒气闭郁者,加麻黄、竹沥。脏腑久积伏火,火秉春升之气上焰,咽喉痛者,加桑叶、菊花、葶苈子、桑皮、南星、瓜蒌霜。有实热积滞,大便不通,火气上攻,加大黄、川朴、石膏、元参、山豆根。

玉匙开关散:见下制药法。

(2) 慢喉气:此症属体虚病实。发缓色淡,肿微咽干。若午前痛者,服补剂。午后作痛作渴,身热足冷者,阴阳两虚,忌用苦寒之剂。

甘露饮:天冬,麦冬,黄芩,生地,熟地,枇杷叶,石斛,枳壳,茵陈蒿,甘草。

少阴甘桔汤:桔梗,甘草,陈皮,川芎,黄芩,柴胡,玄参,羌活,升麻。

补中益气汤:见上溃疡。

锡类散、玉钥匙:俱见下制药法。

(3) 哑瘴喉风:此症初起,咽喉肿塞疼痛,汤水难咽,语言不出,牙关紧急。由肺胃蕴热,积久生痰,外复感受风邪,与痰热相搏。涌塞咽膈之上而成。

(4) 弄舌喉风:此症咽喉肿痛,痰涎堵塞,音哑言涩,舌出不缩,时时搅动。舌胀闷。常欲以手扪之,故名弄舌。由心脾实火,与外寒郁遏凝滞而成。疗法、处方同紧喉风。

（5）喉痹：一名喉闭。有风毒喉痹、风热喉痹、酒毒喉痹、阴毒喉痹、伤寒喉痹之别。"风毒喉痹"，风痰相搏，壅塞喉间，内外俱肿，肿微红，或白色，痛连腮颔，寒热，牙关拘急。初起服荆防败毒散，寒热退，用清咽利膈汤、吹玉钥匙。"风热喉痹"，因久积热毒。因而感风，风热相搏而成，其肿红而微紫，其形如拳，壮热恶寒，清咽利膈汤。"酒毒喉痹"，乃酒毒蒸于心脾两经，热壅咽喉，面赤目睛上视，宜鼠粘子解毒汤。"阴毒喉痹"，阴虚热邪内结，初觉时痒，红丝哽痛，其色淡红，宜甘露饮。"伤寒喉痹"，乃伤寒遗毒，不散所致。八九日后，喉痹热毒，入于心脾两经，吹玉钥匙。若卒然如哑，吞吐不利，系寒气客于会厌也，宜蜜炙附子片。含之勿咽，始终忌用苦寒之剂。

鼠粘子解毒汤[①]：鼠粘子，桔梗，青皮，升麻，黄芩，花粉，生草，玄参，栀子，黄连，连翘，葛根，白术，防风，生地。

荆防败毒散：见上头部后脑疽。

清咽利膈汤：见上紧喉风。

甘露饮：见上便喉风。

玉钥匙：见下制药法。

（6）喉疳：此症咽嗌干燥，如毛草刺激，喉中微肿微痛。日久其色紫暗不鲜，破烂腐衣，叠若虾皮，声音嘶哑，喘急多痰，乃肾阴亏耗，相火炎上，消烁肺金也。肿，吹玉钥匙；腐，吹金不换散。有杨梅结毒于肺胃而发者，在咽喉之下、肺管之上，妨于饮食，望之不见，吹药不到者，难治。

甘露饮：见上慢喉风。

加减八味丸：见上溃疡。

玉钥匙、金不换散：俱见下制药法。

（7）喉癣：此症咽嗌干燥，初觉时痒，次生苔藓，色暗不红，燥裂疼痛，时吐臭涎，妨碍饮食，此热结于胃，胃火熏肺而成，鼠粘汤主之。务须清火寡欲，戒厚味发物。

---

① 原文无"汤"字，后补。

鼠粘汤：生地黄，浙贝母，玄参，生草，鼠粘子，花粉，射干，连翘，白种蚕。

（8）上腭痈：一名悬痈。生于口中上腭，由于心肾二经，与三焦经积热而成。形若紫葡萄，舌难伸缩，口难开合，鼻中时出红涕，令人寒热大作。初起连翘消毒饮，加桔梗、玄参，兼吹冰硼散。日久，肿硬下垂。不溃者，以烧盐散点之。

烧盐散：食盐火烧，枯白矾各等分。

上二味研细，以筋头蘸点患处。

黄连消毒饮：见上头部下会疽。

冰硼散：见下制药法。

（9）锁喉毒：此症喉内两边，对生一疮，吁气略开，吸气锁合，垂咽大痛，妨于饮食。内服清咽利膈汤，外吹硼散。

清咽利膈汤：见上紧喉风。

冰硼散：见下制药法。

（10）乳蛾：此症由肺胃风热而成。生咽喉之旁，状如蚕蛾，红肿疼痛。双发者，轻；单发者，重。生于关前者，形色易见易治；生于关后者，形色不易见难治。内服清咽利膈汤，肿吹冰硼散。脓熟者，针之。腐，吹金不换散。

清咽利膈汤：见上紧喉风。

冰硼散、金不换散：俱见下制药法。

（11）喉瘤：一名气喉。生于喉旁，或单或双，血丝相裹。如瘤作痛，时重时轻。因怒气伤肝，升而不降，其人必兼太息气冲，服清咽利膈汤。加入对症药，此症不可妄用刀针，外点消瘤碧玉散。

消瘤碧玉散：硼砂三钱，胆矾、冰片各三分，研细以筋蘸点。

清咽利膈汤：见上紧喉风。

（12）喉痈：喉中发肿，赤焮，有头，乃三焦相火上乘所致。初宜点破其头出血，内服清咽利膈汤，吹玉钥匙。如患四五日不退，必将出脓而安。立斋云：喉痈不出脓，喉风不探痰，不救而死，惜哉！

清咽利膈汤：见上紧喉风。

玉钥匙：见下制药法。

（五）唇口部①

1. 唇口部之一般病理　唇本脾之外候，口又为脾之窍。故唇口为病，皆出于脾。然足阳明胃经之脉，亦挟口环唇。盖五味入口，藏于脾胃为之运化津液，以长元神。如食入不消，而成食积，积生内热，热气上熏，而伤于唇口矣。

2. 唇口部各病之临床诊断及其疗治大概　凡唇红者，主烦燥渴饮。唇燥裂者，是脾热。唇白者，主吐涎呕逆诸失血症。唇黄者，主脾受肌热。唇青者，主血虚脾寒。唇黑者，凶。口甜，是肝热脾湿、胃有痰滞。口淡，是胃热。口咸，是肾水上泛，肾热。口酸，是肝热。口干，是脾热。口辛，是肺热。口臭，是胃热。口苦，是心热，或胆热。治法内服清利脾胃降火渗湿之剂，引热下行。外宜揩净患口，敷清凉解毒之药。推陈致新，以生肌肉，此其大略也。

3. 唇口部各病之地位、症状、原因及疗治处方

（1）反唇疔：生于唇棱偏里。初起形如粟米，色紫红坚硬如铁。麻痒木痛，寒热交作，烦闷作呕，甚则合唇外翻，由脾、胃、心三焦火毒而成。疗法、处方按腓局部疗疮治之。

（2）锁口疔：生于唇角口，不能开。原因、症状、疗治处方同上。

（3）唇疽：生于上下唇。由脾胃积热所致。大者如李，小者如枣，色紫有头。神授卫生汤主之。

神授卫生汤：见上肿疡。

（4）茧唇：嘴唇发肿。初如豆粒，渐大如蚕茧状，色赤作痛，此脾经火气上乘。于此饮食妨碍，或破流血，久则难治。宜早内消，服清脾抑火汤，引热邪下行，从大小便渗泄，以去火毒。肿处敷金黄散，加冰片少许，芭蕉根汁调。已溃，用冷茶洗净，抹紫芝丹。

清热抑火汤：川连，陈皮，连翘，桔梗，丹皮，石膏，木通，元参，生地，山

---

① 原期刊目录作者项列有沈仲圭，疑为排版错误。沈氏出生于1901年，浙江杭州人，曾在上海中国医学会设立的上海中国医学院任教，1955年受聘到卫生部中医研究院从事临床研究，1986年去世。

栀,甘草,白芍。

紫芝丹金黄散:俱见下制药法。

(5)唇风:多生于下唇,由阳明胃经风火凝结而成。初起发痒,色红作痛。日久破裂流水,痛如火燎,又似死皮如风动。内服双解通圣散,外抹黄连膏。

双解通圣散:防风,荆芥,当归,白芍,连翘,白术,川芎,薄荷,麻黄,栀子,黄连,石膏,桔梗,甘草,滑石。

黄连散:见下制药法。

(6)狐惑疮:生于唇上。时愈时作,年月不已。面色痿黄,唇色紫,腹中常痛,倦怠喜卧,症因疳积虫伤所致。虫食其脏,则生上唇。虫食其肛,则生下唇。失治必死,内服雄黄化蟨丸,外敷柳花散。

雄黄化蟨丸:雄黄,芦荟,干漆,贯仲,雷丸(红蓝色者不用),石榴根皮,照上为末,冬米粉为丸,如赤豆大。糖汤空心下,分量随人强弱。大便下虫为妙,起服一钱。

柳花散:见下制药法。

(7)口疮:此症有虚火实火之分。虚火者色淡红,满口白斑微点,甚则显露龟纹。肺虚不渴,因思虑太过。多醒少睡,以致心肾不交,虚火上炎。宜服四物汤,加黄柏、知母、丹皮,稍佐肉桂,以为引导实火者。色艳红、满口斑烂,甚则腮舌俱肿,脉实口干。因过食膏果厚味,醇酒炙煿,以致心脾实火妄动。宜服凉膈散,外擦柳花散。

凉膈散:见面部面发毒。

柳花散:见下制药法。

(8)鹅口疮:一名雪口。由心脾二经,胎热上攻所致。满口白斑雪片,甚则咽间叠叠肿起,致难乳哺,哺时必多啼叫。揽去白屑,吹冰硼散,内服清脾抑火汤。

(9)七星疳:周岁小儿未出牙者,易患此症。生上颚潭窝之中,起黄癗点,点如星痛,痛甚不乳。以银针细细出,但不可重。抹紫芝丹擦之。

(10)马牙疳:在牙肉上下内外。白星如粟,牙痛难开合。亦用银针破浮皮,挤出白物似粉如虫,揩净。次,紫芝丹。

(11)口瘪:亦生牙肉。状如黄豆,痛不能吸乳。亦挑出黄物,抹紫芝丹。三症治法相同。但七星、马牙毒轻,宜轻挑不可出血。口瘪毒重,宜重挑出血,以泄火毒。三症皆宜服犀角解毒丸,乳母宜忌辛辣之物。

犀角解毒丸:乌犀角、大生地、防风、川黄连、全当归、荆芥穗各一两,连翘壳、赤芍药、白桔梗、大力子、黄芩各七钱,薄荷叶、甘草各五钱。

共研细末,炼白蜜为丸,每重一钱五分。月内婴儿,每服半。九月外至五六岁者,一丸,灯草煎汤送下。

紫芝丹:见下药制法。

(12)口糜:《经》云,少阳之复,大热将至,火气内发,上为口糜。又曰:膀胱移于小肠,鬲肠不便,上为口糜。是以口糜为症,皆由阳旺阴虚,膀胱湿水泛溢,脾经湿热瘀郁,久则化为热,热气熏蒸胃口,以致满口糜烂。甚于口疮,色红作痛,甚则连及咽喉,不能饮食。初起宜导赤汤,口臭泻泄,脾虚湿胜者,宜连理汤。糜烂延及咽喉,日轻夜重者,宜少阴甘桔汤。便秘者,宜凉膈散。脾元中气不足,不能按纳,下焦阴火而致者,宜附子理中汤。俱以紫芝丹擦之。

导赤汤:木通,生地,甘草,竹叶。

加味连理汤:白术,人参,白茯苓,黄连,干姜,炙草。

少阴甘芝汤:桔梗,甘草,川芎,黄芩,陈皮,元参,柴胡,羌活,升麻。

凉膈散:见上面部面发毒。

紫芝丹:见下制药法。

(六)舌部

1. 舌部之一般病理　舌者心之苗,心气通于舌。肝气系于舌本,肾经散于舌下。胃气行于舌旁,脾经出于舌边。舌之部位,关系经络尤多,故内辨症,有察舌三十六款。又有一百三十六条,以决吉凶之法。疡科相传有中病不出、阴虚火旺、气火上升、心烦劳苦等因。

2. 舌部各病之临床诊断及其疗法大概　舌之为病,甚则胀塞咽喉,轻则发疮发坼,生胎生刺,而有紫舌胀、痰包、舌衄、重舌、木舌、痰核、重腭、舌疗、舌疳等症。治法惟在降火顺气,化痰软坚散肿而已。

3. 舌部各病之地位、症状、原因及疗法、处方

(1) 紫舌胀：由心火妄动,血壅所致。舌肿满口坚硬疼病,宜用引线针扎筋头上,露锋分许。当舌刺数十刺,令血出红色者轻。扎色者重,随以温水漱口,搽冰硼散,内服加减黄连泻心汤。

加减黄连泻心汤：舌病统治方。

川连,山栀,连翘,桔梗,黄芩,陈皮,甘草,黄柏,石膏,元参,枳壳,芦根,瓜蒌霜。

上为主方。如肿胀作痛,将及成脓,加白芷、角刺;内热赤肿,加犀角;痰多,加贝母;恼怒气逆,加青皮、郁金;浮肿色白属风,加防风、荆芥;大便不通,加大黄;小便不利,加木通、灯心;阴虚火旺,午后肿面赤,加生地、知母;日轻夜重,泻血分虚热,加当归、白芍。

(2) 痰包：生于舌下结肿如匏,绵软不硬,寒胀舌下,有妨言语作痛。由痰饮乘火流行凝注而成,宜用利剪当包剪出黄色痰涎,如鸡子清。稠黏难断拭净,搽冰硼散,服加味二陈汤,忌煎炒火酒等物。

加味二陈汤：陈皮,半夏,白茯苓,黄芩,黄连,薄荷,甘草。

冰硼散：见下制药法。

(3) 舌衄：舌上无故出血不止,有如泉涌,乃心经火邪炽甚,逼血妄行所致。搽必胜散,服加减黄连泻心汤。

必胜散：见下制药法。

(4) 重舌：由心脾蕴热,循经上冲。或忧思过度,或酒后当风取凉,风痰相搏而成。舌下血脉胀起,形如小舌。或连贯而生,如莲花之状。疗法、处方与紫舌胀同。若兼头痛项强,身发潮热,日久溃烂腐秽者,不可收拾也。

(5) 木舌：舌肿大转掉不仁,言语塞①涩。原因及疗法、处方俱同上。

(6) 痰核：乃痰气结于舌上,成核作痛。硬强者,用线针点破出血,以冰硼散搽之,服加味二陈汤。

---

① 塞：为"謇"之误。

冰硼散：见下制药法。

加味二陈汤：见上痰包。

（7）重腭：心脾热极，上腭生疮，形如梅子，外无寒热。内时作烦，内服加减黄连泻心汤，外擦紫芝丹。忌用刀刺。

加减黄连泻心汤：见上紫舌胀。

紫芝丹：见下制药法。

（8）舌疔：心脾火毒。舌生紫泡，其形如豆。坚硬寒热痛彻心，服加减黄连泻心汤，用蟾酥丸含下。

加减黄连泻心汤：见上紫舌胀。

蟾苏丸：见非局部疔疮。

（9）舌菌：由心脾毒火所致。初如豆，次如菌头大蒂小，疼痛红烂无皮，朝轻暮重，急用北庭丹点之，内服加味二陈汤。或以蜘蛛丝搓作线，套菌根上。其丝自渐收紧，收至极痛，须忍耐片时，菌落血出用为草霜，或蒲黄末敷之。若失于调治，以致掀肿，突如泛莲，或有状如鸡冠，舌本短缩，不能伸舒，妨碍饮食言语，时流臭涎者，逆。

加味二陈汤：见上痰包。

（10）舌疳：心脾蕴热，舌上生疳。初起宜导赤汤，延腐不已，宜加减黄连泻心汤、外搽柳花散。

导赤汤：见上唇部口。

柳花散：见下制药法。

（七）齿部

1. 齿部之一般病理　齿者骨之余，肾之标，寄于龈，养于气血。上龈属足阳胃经，下龈属手阳明大肠经。故齿之为病，手阳明、足阳明、足少阴三经主之。因阴虚、胃火、感风、虫蚀四者，而牙病痛成矣。

2. **齿部各病之临床诊断，及其疗治大概**　由于阴虚者，痛而不肿，冷热俱怕，午后痛当，日轻夜重，或面脚冷，其痛彻骨。由于胃火者，牙肉红肿，口冲秽气，怕热喜冷，外面无肿。由于风邪者，必面浮肿，牙肉不赤，甚至头痛畏风。由于虫蚀者，内外不肿牙，肉色赤，其痛乍轻乍重。有时微，牙齿枯碎。或有蛀孔,或口臭,或嚼甜物,每大病。治法阴虚者,宜滋阴之剂;胃火者,宜降火下气;风邪者,搜风行气;虫蛀者,化郁固齿,此其大概也。

3. 齿部各病之地位、症状、原因及疗治处方

(1) 牙宣:一名齿衄。血出鲜红,势如泉涌,口臭牙不动,胃经实热也,宜加减清胃汤。牙龈腐烂,淡血渗不已,阳明有余,少阴不足也,宜玉女煎。血点滴而出,牙微痛,口不臭,而牙动或落者,肾经经虚火焉,宜六味地黄汤加骨碎补。甚者,加五味子、肉桂,患处搽炙蒲黄末。

加减清胃汤:川连,黄柏,石膏,花粉,山栀,连翘,元参,荆芥,防风,甘草,桔梗,枳壳,竹叶,灯心。

玉女煎:生石膏,熟地,麦冬,知母,牛膝。

六味地黄丸:见上溃疡。

(2) 牙漏:由火郁水亏所致,多生于下门牙龈上。初发黄疱,高肿作痛,破皮出脓,其口细如针孔。凡遇操劳或心绪烦扰,或煎炒烟清阳散火,久则当用六味地黄汤,加元参、石斛,不可妄用苦寒之药。致心胃之火,郁而又郁,及便热毒愈深,亦不可早用敛药,致火毒内伏,腐蚀蔓延,有脱龈落齿之害。食后必须漱洗,免旧渣滓嵌入脓窍,而生胀痛。

六味地黄汤:见上溃疡。

(3) 牙疔:生于牙缝之中。顶高突起,痛连腮项,破则疏无。先宜针刺,无非局部痛,疔疮门施治。

(4) 牙痈:阳明胃经风热之症也。生于牙床,坚肿疼痛,身发寒热,腮颊浮肿,宜加减清胃汤。欲溃脓,加白当归、丹皮、赤芍。溃后,去竹叶、石膏、防风、荆芥、川芎、当归、生地,搽冰硼散。

加减清胃汤:见上牙宣。

冰硼散:见下制药法。

(5) 钻牙疳:小儿多有之。牙根肉内钻出,骨尖如刺,疼痛异常,由肝胃二经积热而成。初起用针刺,搽冰硼散,内服芦荟消疳饮。

芦荟消疳饮:芦荟,胡黄连,石膏,栀子,甘草,牛蒡子,桔梗,火黄,元参,淡竹叶,薄落叶,银柴胡。

冰硼散：见下制药法。

（6）走马牙疳：此症多因小儿痧痘后余毒，及癖积毒火而成。初则口有臭气，渐至齿黑，热盛则龈烂，热血迸出血聚成脓。若迁延失治，则齿落黑朽，面色元浮，气促痰鸣，穿腮破唇而死。盖热邪疳气直壅上焦，其变甚速，故有走马之喻。痧痘余毒所中者，宜服清疳解毒汤。癖积毒火攻牙者，宜芦荟消疳饮。轻者，俱掺中白散。若腐烂渐开，流血齿摇者，掺丁氏走马疳散。

清疳解毒汤：人中黄，川黄连，柴胡，知母，连翘，牛蒡子，犀角，黑参，荆介，防风，石膏，竹叶，灯心。呕加芦根。

芦荟消疳饮：见上钻牙疳。

中白散、丁氏走马牙疳散：俱见下制药法。

（7）牙菌：生于牙龈。重形状紫黑色，高低如菌。此属火盛血热，而兼气郁生。取菌手术，与舌菌同。

（8）齿䘌：齿内生虫。龈肉胀痛，腐烂，时出脓血。由胃经瘀热，风火凝聚而成，服清胃汤，加白芷、升麻。点塞牙丸。

加减清胃汤：见上牙宣。

塞牙丸：见下制药法。

（9）齿龋：由风热客于手足阳明两经所致。初起牙龈宣肿觉痛，遇气痛甚，平作歪口吸气之状，牙龈腐他，时出臭脓。久则龈齿宣露，服加减清胃汤，吹冰硼散。

加减清胃汤：见上牙宣。

冰硼散：见下制药法。

（八）鼻部

1. **鼻部之一般之病理**　鼻者肺之窍，肺气通也。盖肺脏位高而体脆，恶寒而喜温，主一身之元气，任西方而属金。此经多气少血，如劳伤过度，易致血耗气败。血虚则发内热，热是火。气衰则腠理虚疏，而易受病邪也。

2. **鼻部各病之临床诊断及其疗法大概**　火旺克金。故肺火为病，多患于鼻，曰衄、曰齄、曰痔、曰疔、曰疳之症生也，皆因火而发见者。气虚则肌表不密，而风寒乘虚客入，曰寒、曰渊，清涕之症生也，此外感风寒者。鼻为清虚之府，非骨非肉，一脆骨岂可患疮疽，而致腐溃哉。故鼻病初起，以消为贵。溃则难于收敛，甚有败坏，一旦[①]透喉，致成残疾。治法必清火降气，凉血散肿，乃内消之法也。鼻病火毒居多，风邪次之，鲜有寒毒为患也。

3. 鼻部各病之地位、症状、原因及疗法处方

（1）鼻疽：由肺经蕴结热邪。或忧思损伤脾肺，或过飧五辛，嗜饮灸[②]煿所致。初起鼻核壅肿，坚硬色紫，两窍不通，时觉木痛。因蕴热嗜饮而成者，当用银花甘草汤，加麦冬、花粉、贝母、赤芍、当归以清肺热。如忧思内伤而成者，又当保固肺脾为主。败毒清凉，损气伤脾之药，均不可溢施。疗法处方于肿疡溃疡门参之。

银花甘草汤：银花，甘草。

（2）鼻疔：生于鼻孔内。鼻窍肿塞胀痛引脑门，甚则项腮[③]俱作浮肿，由肺经火毒凝结而成。疗法、处方参考局部病疔疮门。

（3）鼻衄：因肺经火旺，逼血妄行，而从鼻窍出焉。以藕汁、童便、京墨、参三七食之。如不止，用劫衄饮，茅花塞鼻方治之。若时毒或别有本症而去血，则名红汗，治之易愈。

止衄饮：当归头，怀生地，山栀，黄芩，丹皮，元参，茅花，桔梗，地榆（醋拌炒黑），香附（童便拌炒黑），白芍（酒炒），炒柏叶（捶碎），麦冬（去心），蒲黄（炒黑），水煎加童便、藕汁。

塞鼻止衄方：山栀，牡蛎，龙骨，京墨，血余炭，等分为末，用茅花水蘸药塞鼻内，兼用湿纸搭印堂。如不止，磨犀角入药服。

（4）鼻渊：一名脑漏。因风寒凝入脑户，与太阳湿热交蘸而成。其患鼻流浊涕，或黄水，点滴无干，久则虚晕不已。初起宜辛夷消风散，久则奇授藿香丸。虚晕者，宜补中益气汤、六味地黄丸之类，以滋化源。

辛夷消风散：辛夷，黄芩，薄荷，甘菊花，川芎，荆芥，桔梗，防风，甘草，生地黄，赤芍。

---

① 旦：原文作"宾"，有误。
② 灸：为"炙"之误。
③ 腮：指面颊的下半部，脸的两旁，亦称腮帮子。

奇授藿香丸：藿香连枝叶八两，研细末，雄猪胆汁和丸如桐子大。每服五钱，食后苍耳子汤下，或黄酒送下。

补中益气汤、六味地黄丸：俱见上溃疡。

（5）鼻䘌疮：多生小儿鼻下两旁。色紫斑烂，由风热客于肺经。脓汁浸淫，痒而不痛，敷皮脂散，不服药亦可愈。

皮脂散：见下制药法。

（6）鼻疮：一名鼻疳，生于鼻窍内。初觉干燥疼痛，渐起赤屑，由肺经蕴热所致。宜黄芩汤清之，外搽黄连膏。

黄芩汤：黄芩，甘草，麦冬，桑白皮，栀子，连翘，赤芍，桔梗，薄荷，荆芥穗。

黄连膏：见下制药法。

（7）鼻痔：生于鼻内。形如榴子，渐大下垂，色紫微硬。撑塞鼻孔，气不宣通，肺经风湿热郁凝滞而成。初起用轻黄散点之，服辛夷散。失治，必用手术去之，吹郁金通气散。服辛夷散加当归、生地，忌辛辣之物。

辛夷散：川芎，辛夷，枳壳，甘草，白芷，桔梗，木通，藁本，防风，细辛，升麻。

轻黄散：轻粉一分，雄黄一分，射香五厘，杏仁五粒，枯矾一分，胆矾一分，郁金一钱二分（皂水浸煮晒干）。

上为末。卧时将筋头蘸药点上可消。

郁金通气散：三七，射香，龙骨，明矾，乳香，没药，轻粉，郁金，牙皂，水煮。

（九）耳部

1. **耳部之一般之病理**　耳属手少阳三焦经。《内经》曰：肾通窍于耳。故肾水虚，相火旺，火令专行而上升，病出于耳矣。

2. **耳部各病之临床诊断及其疗法大概**　寒热红肿者，三焦之症也。蝉鸣重听，或出水作痒，外元炊肿者，肾之病也。疗法不外降火滋阴，疏风理气而已。

3. **耳部各病之地位、症状、原因及疗法处方**

（1）耳疔：生于耳窍内。由肾经火毒所发，或因服丹石热药所致。黑硬腐烂,疼如锥刺,寒热大作。疗法处方参非局部疗疮门。

(2)耳疳:此症耳内胀痛流脓,因脓色不一,而名亦名殊。如出黑色臭脓者,名耳疳;出青脓者,名震耳;出白脓者,名缠耳;出黄脓者,名聤耳。俱由胃湿与肝火相搏而成,宜服聪耳化毒汤,或柴胡清肝汤。又有出红脓者,则名风耳,偏于肝经血热矣。宜聪耳化毒汤,加入川芎、当归、丹皮。肿痛者,俱滴金丝荷汁。流脓不止者,吹螵蛸散。

聪耳化毒汤:统治耳病。

川连,生地,赤芍,银花,连翘,花粉,知母,黄柏,甘草,枳壳,菖蒲,槐花。

水煎服。气虚者,加川芎、当归、黄芪、茯苓、白芷、木通。伤寒耳聋,加柴胡、黄芩,去知母、黄柏。痰疫多,加陈皮、半夏、姜汁竹沥,或滚痰丸。亏者,加六味丸。

柴胡清肝汤:见上头部鬓疽。

螵蛸散:见下制药法。

(3)耳衄:血从耳内出,不疼不肿。尺脉或弱或数者,为少阴之虚血,宜生地麦冬饮、六味丸之类。暴出而疼肿,两脉弦数或左脉弦洪者,为厥阴之怒火,宜柴胡清肝汤。外俱以龙骨烧灰吹入止之。

生地麦冬饮:生地,麦冬。

六味丸:见上溃疡。

柴胡清肝汤:见上头部鬓疽。

(4)耳痔:由肝经怒火、肾经相火、胃经积火,凝而成。亦有挖耳误伤而致者。生于耳内,形如樱桃,微肿闷疼,不可纪触,触则痛引脑巅,宜内服栀子清肝汤,外用苦参子打碎点之,可渐渐消化。

栀子清肝汤:生栀子,川芎,当归,柴胡,白芍,丹皮,石膏,牛蒡,黄芩,黄连,生草。

(5)耳菌:形类茨菇,头大蒂小。

(6)耳挺:形如枣核,努出耳外。二症之原因及疗法处方与耳痔同。

(7)旋耳疮:一名月蚀疮。生于耳后缝间,延及耳折上下。如刀裂之状,色红时流黄水,由胆脾湿热所致。随月盈亏,经久不已,缠绵之。聪耳化毒汤。见上耳疳。

（十）眼部

1. 眼部之一般病理　目应乎五藏，而主乎肝。两眦赤，属心；乌心圆大，属肝；眼胞上下，属脾；满眼白睛，属肺；瞳人[①]，属肾。五藏内系六淫，外伤饮食、房劳不节，而目病矣。

2. 眼部各病之临床诊断及其疗法大概　色赤者，病在心；色白者，病在肺；色青者，病在肝；色黑者，病在肾；色黄者，病在脾。色不可名者，病在胃中。当审其所因，及藏府阴阳而治之。此有专门，手不必赘至。关于疡科者，不外疏风、化热、软坚、清肝、清脾而已。

3. 眼部各病之地位、症状、原因及疗法处方

（1）眼胞菌毒：生于上下眼胞、睫边，初如菌形头大蒂小，渐长垂出甚者，眼翻流泪亦致昏矇，乃脾经素有温热思郁而成。初宜清凉圆洗之，若皮厚消之不应者，法当用软绵纸蘸水润眼皮、菌毒处。少顷，用左手大指垫于患处，右手以披针尖头齐头切下，血出不妨。随用翠云锭，磨脓涂之，其血即止。内服凉膈清脾饮，忌海腥煎炒。

清凉圆：当归尾、石菖蒲、赤芍各二钱，川黄连、地肤子、杏仁各一钱，羌活五分，胆矾二分。

上八味，共研粗末。以大红绸包之，如樱桃大。每用一圆，甜滚水浸泡，乘热蘸洗，勿见尘。

翠云锭：杭粉[②]四钱，铜绿、黄连各一两，轻粉一钱。

上四味，共为细末。用糯米百粒，水一碗煎半碗。取米再煎至三分，和药作锭阴干。用时水磨令浓，以鸡翎蘸涂患处为好。

凉膈清脾饮：生地，连翘，栀子，薄荷，荆芥穗，防风，石膏，黄芩，赤芍，生甘草，灯心。

（2）眼丹：生于眼胞上下。红肿疼痛，由脾胃湿热受风而成。肿软下垂不能视物者，为风盛，易消。焮红色紫坚硬者，为热盛，难消。速溃者，易敛。

---

① 瞳人：即"瞳仁"。
② 杭粉：即铅粉，成分为碱式碳酸铅。轻粉为氧化汞。

迟溃者,穿透眼胞成漏,而难敛。风盛者,宜荆防败毒散。热盛者,宜内疏黄连汤消之。不应,欲成脓也,宜托里溃后。参溃疡门。

荆芥败毒散:见头部偏脑疽。

内疏黄连汤:见上肿疡。

(3)针眼:生于眼皮毛睫间,形如豆粒而尖,由脾经风热而成,疗法处方同眼丹。

(4)眼包痰核:生于上下眼胞,皮里内外,其形大者如枣,小者如豆,推之移动,皮色如常,硬肿不疼,宜服化坚二陈汤,外用生南星,蘸醋磨脓,烦涂可消。

化坚二陈汤:陈皮,半夏,茯苓,甘草,僵蚕,川黄连。

(5)椒疮:生于眼胞之里,状如椒。目色赤,形硬,偏于热盛。由脾胃温热熏灼,宜清脾凉血汤,外以清凉圆洗之。

清脾凉血饮:荆芥,防风,赤芍,黑参,陈皮,蝉衣,苍术,白鲜皮,连翘,生大黄,厚朴,生草,竹叶。

清凉圆:见眼胞菌毒。

(《医学杂志》1929年第五十一、五十二期;1930年第五十三至五十八期;1931年第五十九、六十期;1932年第六十三、六十六至六十八期;1933年第六十九、七十一期)

疮疡阴阳论

江子卿

疮疡最要分别阴阳,阴阳不分无从著手,动手即错。或谓阴阳分于气血也,不知气血亦分阴阳之一端,而不可执之以概定阴阳也。盖疮疡有阴症,有阳症,有阴热阴寒,有阳热阳寒,有阴滞、阳滞。寒滞有阴陷、阳陷,有先阴变阳,有先阳变阴,名各不同也。病不同而何以辨之?阳症必热,阴症必寒;阳症必实,阴症必虚;阳症之形必高突而肿起,阴症之形必低平而陷下;阳症之色必纯红,阴症之色必带黑;阳症之初起必疼,阴症初起必痒;阳症之溃烂必多其脓,阴症之溃烂必多其血;阳症之收口必轻爽,阴症之收口必沉重。阴热者夜重而日轻,阳热者夜轻而昼重;阴热者饮温汤而作呕,阳寒者饮冷水而欲吐。阴滞者色紫黑而不变,阳滞者色微红而不化。阴陷者色黯黑而不起,阳陷者色红黄而不起。先阳变阴者,始突而不平,初害痛而后害痒也;先阴后阳者,初平而溃始,患热而后恶寒也。阳中之阴者,似热而非热,虽肿实虚,若黑而非淡,欲痛而无脓,即浮而复消,外盛而内腐也;阴中之阳者,似冷而非冷,虽虚而实肿,虽淡而似赤,若燥而热痛,既平而实突,外浅而内横也。阳变阴,其人多肥;阴变阳,其人多瘦。阳变阴者,服凉药之过也;阴变阳者,服热药之骤也。阳变阴者,多死;阴变阳者,多生。以此消息之,万不失一。苟以气血分阴阳,或以痈为阳,疽为阴,未为通论。盖痈疽各有阴阳,必气兼补,而佐之消毒,始能奏功甚速。倘执阳病是气,而不敢用补气之药,毋论未溃之前,火毒不能遽散,即已溃之后,肌肉何能骤生? 单用一味补血无济于事也,必补气以生血,则气血旺,气得血流通,亦血得气而充足,何惧火毒之不散哉! 倘执阴病是血热,而不敢用补气之味,尤为不可。总之气血不可失治,而疮疡必当兼用之也。惟是阴阳之症,不可不分。知是阳症,可少用金银花化毒之品,而轻佐之补气血之味,自然阴变为阳,而无陷滞之虞,阳变阴而有生化之妙也。若不明阴阳、不分寒热者,惧人多多矣。

(《绍兴医药学报》1921 年第十一卷第一号)

疮疡溃后宜禁寒凉说

张应春

张应春女医士,为沪上中国医学院高才生,旋归名医薛文元长孙某君,未及期年,夫以疾卒,女士离鸾心伤,竟以身殉,不论识与不识,咸深痛悼。兹承其同学江海峰先生钞示女士遗作一篇,靡见珍贵,亟为之刊出,容当收

集女士传记,再在本刊发表。(刊物编者)

去痈疽之由起,本之三因所发也。《经》云,血脉营卫,周流不休,上庆星宿,下应经数。寒邪客之则血注,血注则不通,不通则卫气归之,不得复反,故痛肿寒气化为热,热胜则腐肉,肉腐则烂筋,筋烂则伤骨,骨伤则髓消,故渐至脏伤而已,此溃疡之由起也。然治疗各有不同,兹就要而述之。溃易之主治,首宜导脓,次宜补托。脓成不导引,则荣卫消烁,瘀化无穷。溃后不补托,则脾胃伤收,生化窒碍。二者失一,则正气虚耗,邪气反实,变症蜂起矣。故先哲云,溃后内外皆虚,宜以即补为主。又云,治当大补,得全收敛之功,切忌寒凉,致取变生之局。盖毒即寒也,解寒而毒即自化,清火而毒愈瘀。否则,误用寒凉,多生他变。如脓血既泻,肿痛犹甚,脓色败臭者,此胃气虚而火盛也,宜进人参黄芪汤,去苍术,宜用生芪草。脓清或多,疮口更大,不生肌者,里虚欲变症也,便宜十全大补汤。腐肉虽脱,新肉生迟,如枣色者,肉冷肌寒也,便宜托补温中汤,表寒虚热,咳嗽有痰者,则宜托里清中汤。心烦不睡,发热作渴,肾虚阴弱也,宜保元大成汤。四肢倦怠,肌肉消瘦,面黄气短者,脾虚阴分亏也,宜人参养营汤。脉大无力,细涩渐沉,自汗身凉不眠者,亡阳也,宜峻补之。凡寒袭于疮口,皮白绽而不敛者,宜与温补。疮口已合,入房太早,或值急暴复崩溃者,仍助气血。此溃疡之概治也,至于千方百症,又当临症意会而心契之,不可执区区之成方以自泥也。

由上所述,即知导脓切忌寒凉数字耳。盖疮疡在治疗上,须知脓之究竟有所为断,无脓宜消散,有脓勿久留,然后当攻即攻,可补即补,弗因循而畏发。以贻变虞,此导脓为治疗之第一步骤也。溃后宜以即补为主,若见口渴发热,脉象洪数,进以天花粉、知母、石膏、黄芩之类,每逼毒气入内,以致酿成他变,斯不可以取法也。殊不知痈疽溃后,荣[①]卫既虚,血液自耗。其体壮者,当可忍其痛苦,质弱者,则血液日涸,不克应毒菌之腐化,浮火势必上炎,致口干内热,面赤形憔。而味者不察,犹复饮之以寒凉,希图清解,而患

---

① 荣:通"营",下同。

者多致气血冰凝,脾胃伤败,脓水清稀,精神困倦,由此不良症象相接而来。此皆溃后失于补托,误用寒凉之所召也。斯时更乏醒脾开胃消导之品,则生化又形窒碍。生化窒碍,则精神气血由此日耗,脏府脉络由此日损,肌肉形体由此日削,于是危机四伏,祸生倾刻。嗟彼患者,恒有促成不救而夭丧之。噫,医者司命,不可慎欤!

按《全生集》云,已溃而阴血干枯,非滋阴温阳,何以原其脓浆。盖气以成形,血以华色,故诸疽于塌,不能逐毒者,阳和一转,则阴分淤结之毒,自能化解。《外科正宗》云,阳变为阴,内外被寒凉克伐,阴转为阳,首尾得辛然之品,亦能致害。溃后之治疗法,当托毒温补。温补则阴分自无淤滞之患,气血有新陈代谢之机能;托毒即挑脓毒以外出,自无逗留之虞,肌肉有去腐生新之痊头。于是由脓出而腐败,由腐败而肌生,由肌生而收敛,此溃疡之顺序,治疗之恒则也。由斯观之,痈疽溃后莫不务补托,而遍胜于寒凉清解者,则失之毫厘,差以千里,则正气虚而益虚,邪气实而益实,往往疮毒内陷,脓多秽臭,甚则脉洪,大渴面红,气短而死矣。则寒凉之害于溃后,岂可胜言哉。

(《国医砥柱月刊》1939 年第七、八期合刊)

疡 症 歌 诀

观乎我国之外科医士,症名茫然,经络不明原因,不知六淫七情,其症之何邪,感之而成,尚未明白,比比皆是,可不悲乎!读此歌诀,开其茅寒,可使其知经络部位,原因所在。皆一一明言之。此歌诀有益于外科医家,当非浅哉!愿勿藐视之,志民谨识。

---

① 潘申甫(1847—1925):浙江德清曲溪湾人,父亲潘旭,潘氏外科传人。此篇内容也收录于《近代中医珍本集·外科分册》潘氏外科秘本九种中,部分字词稍有改动。

头部十九首

百会疽生正顶巅，经名督脉是其缘。膏粱火毒焮红见，平塌痰鸣必返泉。

透脑疽生百会前，原由督脉火邪煎。软柔脓薄虚凹陷，红硬脓稠实肿坚。

侵脑疽生透脑旁，原来湿火在膀胱。穴名五处知其位，逆紫红顺细审详。

佛顶疽生督上星，阴阳失运热邪凝。无论虚实皆为险，黑陷延糜药勿灵。

额疽究系火邪成，左右膀胱正督经。顶陷紫焦平塌重，根收突耸肿红轻。

勇疽眢后五分逢，胆腑端由怒火冲。伏鼠形容浮面目，黄脓为吉黑为凶。

鬓疽胆腑与三焦，欲怒火凝风热招。血少气多难腐溃，须防针灸失和调。

夭疽左耳后相生，锐毒须从右耳评。此处皮浇当急救，胆经郁火上攻成。

耳后疽生耳折间，三焦风毒少阳炎。有头红肿焮为顺，逆势迟疼黑陷坚。

耳发三焦风热横，初椒渐若露蜂房。连轮肿痛因邪毒，紫血为凶吉见黄。

耳根毒属胆三焦，怒气相冲风火招。痰核初形延伏鼠，清虚补敛可相疗。

玉枕疽生督脉家，端由积热并风邪。往来寒热兼麻痒，小似鹅丸大似茄。

脑后发生玉枕涯，症由积热与风邪。经关督脉分凶吉，顺见稠脓紫不嘉。

脑铄也将督脉寻，精枯毒火上乘生。烟煤黑色牛唇硬，未溃皮留腐烂形。

秃疮风热化生虫，搔痒难堪却不疼。白屑如钱生发内，肥油膏擦服防风。

蝼蛄疖即蟮拱头，大像小形各有由。胎毒根坚多衣膜，又由暑热易痊收。

发际疮生发际边，形如黍豆痒疼坚。风邪湿热来相搏，肌厚肥人未易痊。

油风发脱痒难堪，一片皮红光亮干。袭入风邪风燥血，养真海艾可相安。

白屑风生面与头，原因肌热被风留。久延燥痒搔无度，膏抹润肌症免忧。

（《中医杂志》1928 年第二十六期）

【编者按】

疡有时称作外疡，是一切外科疾病的总称，古代也称疡科。疮疡是一切体表浅显外科疾患的总称。明代《外科启玄》云："夫疮疡者，乃疮之总名也。疮者伤也，肌肉腐坏，苦楚伤烂而成，故名曰疮也。"通常狭义疮疡以外有形症可见的病证为主，是中医外科最常见的疾病，相当于西医学的"体表外科感染"。

外科篇中《疡科学》一文为连载文章，至第二编各论的头项部终止。此文指出外科治疗中需注意症候的判断，辨证看待"内"与"外"的关系，以及治疗的法则和常用方法。特别强调了内服药中方药和外治法的注意事项，内容上偏于传统中医外科学，对了解历史病名和疾病诊断有相当的帮助。《疮疡溃后宜禁寒凉说》《疮疡阴阳论》则强调了疡科治疗中内服外治的注意事项。《疡症歌诀》篇则用口诀的方式将头部十九种疮疡疾病的名称和特征进行了归纳，便于诵记。

下篇 各 论

疖

疖之预防①及治疗

曾立群②

暑天多外症,小儿尤甚。其最著者,疖也。红肿热痛,头角峥嵘。小者如银杏,大者如胡桃,脓出乃缩,此愈彼起,层出不穷,竟有累月不能着枕者。

疖者,皮脂腺炎所由成也。常见于油多之面部、头部、项部、背部等处。夏日各腺排泄增多,若不勤加洗濯,则尘灰黏积,霉菌侵入,皮脂适为绝妙营养地。其分泌孔既阻塞,遂脓化成疡,若不及时施以手术,待其饱涨自破,痛苦非常,愈合后常留疤瘢,为美观上之缺点。预防之法,宜勤洗濯,多用肥皂,务使皮脂不复留滞,束发使高,并常清理,或竟剪除之,毋待垢积,短其指甲,洁其两手,霉菌乃少传播之机会。见其初起硬核,宜用碘酒搽之,能自隐去。若乎脓成坟起者,及早破之,破口宜大。俾脓得尽量宣泄,可早收功。惟刀须先入沸水消毒而后用之,否则一旦混入别种霉菌,更为害矣。

(《中西医学报》1927 年第九卷第六号)

---

① 预防:原文作"豫防",今改为"预防",下文径改。
② 曾立群:上海人,1922 年毕业于同济大学医科,后留学德国,获医学博士学位。曾任上海同德医学院教务主任、普善医院医务主任等职。

疖肿痈疽(大背)之保存疗法

康浩译

　　医家对于一种疾病惯用之疗法,须知因宜变通,不可拘执。因此法可以治病,亦可以杀人也。当余练习医病时,每见外科专家,对于疖肿痈疽类症,多施其手术切割之能。几疑此外无他较善之疗法者,既余弃割治改用保存疗法后,其结果较之割治非常妥善。在余视疖痈类症,绝用不着外科家的妙手,即使此症已经成熟化脓,亦无专靠外科上巧妙手术之必要。因凡具学识之医生,均能行切开排脓之法也。专恃刀圭手术医治疖痈者,实为医术上之错误,不可不加以改善也。特将予对于此症所用之保存疗法简短述之,以供研究。

　　我素治疗疖痈,主用灰色汞膏,当小形疖肿初起未久时,只用白埃耳杜夫氏之水银贴膏,贴盖于病灶全部,及其周围,即足使之起限局性软化。若遇大形之疖痈,则用灰色汞膏治之。其法即将药膏涂在麻制布片之上,所涂之膏,宜厚不宜薄,以此布片严盖于病灶全部及其周围,如附近之淋巴腺已受侵害,亦须贴盖勿贻。此种方法,能使疖痈迅速消退,或局部化脓,不至致其毒素蔓延,侵及全身,即已成之淋巴腺管炎症,与腐败性之高热,亦多随之消失。惟行此疗法时,须注意者有三项。① 病灶周围须用亚铅华膏①涂之,以防发生汞性皮肤炎。② 为防口腔泗膜②炎,须令患者注意口腔之清洁。③ 注意检查尿便,当肾脏发现轻形之刺激症候时,仍可续行汞膏之治法。因此种刺激症状,多为一时的。但遇肾脏受害之症候剧烈时,则须以百分四十的依克度③羊毛脂,代替灰色汞膏。余视依克度对于疖痈之功力,亦甚显著。凡对汞膏具有特异性者,均宜用依克度代之。余用此种保存疗法,经验多年,其结果多能使人满意。即各种蜂窝织炎,及战时枪伤传染所致之重形

---

① 亚铅华膏:即氧化锌软膏。
② 泗膜:mucustissue 的汉译,即黏膜组织。
③ 依克度:ichthammol 的音译,即为鱼石脂,主要成分是油页岩焦油。

结缔织炎，以保存疗法治之，未有不收圆满之功效者。极愿医界同仁，对于此法广为试用，当知吾言之不谬也。

　　关乎此种疗法之学理上的解说，其功效或如杀菌性之芭布①作用，或系直接有消灭血中毒质之作用。如治梅毒用涂擦疗治之理然，不然则患者寒热之消退，当不至如是其速也。抑予对于灰色汞膏之实用尚有可述者，即以之治疗面颜部重形疖肿，亦收显著之功效是。至于鼻腔内之疖肿，则予喜用温性药棉或纱布（以轻养水或极稀之酒精液将棉花浸湿）塞入鼻孔。紧压其间之疖肿，所用之栓塞，宜时时更换。此法虽极简单，而其功效之显著，则人人为之惊叹不置。近时，凡有经验之外科家，因切割治法，多有不良结果，故对于此症，无不警戒施其惯用之手术者。然则专主切割手术治此症者，其用意究竟何在？殆欲防止全身之腐败症乎？但予敢确实证明疖痈患者之全身腐败症，由切割手术所致者多，而得避免者少。至于已成之腐败症，更不能以外科上之手术即可使之停止，而灰色汞膏，则有使其消退之效力。当予一九一一年在巴黎时，最著名之外科专家马尔荣氏，曾指一颈项部痈疽（大背）患者，对予而言曰：各国外科大家，对于此症，多喜用其手术施行十字形之切割者，诚为外科上之一大谬点，吾辈当亟谋改善之。马氏亦为赏用灰色软膏之疗法者，适与余之主张相同。又吾之僚属，近年多有试用保存疗法后，即弃其昔日惯用之切割手术，不复再用，此亦足证该法之价值矣。除余所经验之疗法外，其他适用之保存疗法，予亦赞赏并用。如石炭酸之腐蚀法（以蘸石炭酸之尖锐硬细木棒由疖肿尖部插入）、毕尔氏之吸取脓塞法，及瓦克辛血清疗，均为可用之法，注意研究医术者盍尝试之。

　　此篇为加儿幼克曼氏所作，译自德文《医学周刊》。其中对于外科上手术割治疖痈之辨论，及其保存疗法之实例尚多，均略之不及。予对疖痈结缔织炎类症，素多用依克度石炭酸之腐蚀等法治之，其结果均尚良好，今见此篇所述，更信此种保存疗法较善，特拉杂译之以供研究。

（《医学杂志》1926年第三十一期）

---

① 芭布：即巴布贴或巴布剂，为外用膏药。

如何治疗多发性疖疮

姚琦行

疖疮俗名地瓜疮，多见于十岁以下之小儿，头部为其好发部位，成人及其他部位，虽亦有之，但其比率远不如前者之大。

疖疮为葡萄状球菌传染之一种，中西治法，大致相同——脓成时用消毒剂，及其他杀菌药品，皆不难迅速痊愈。但有少数例外，用普通方法治疗，毫不见效，虽每日排脓而有脓不尽者，有数疖合于一处者，有此愈彼发者，此由其对普通药品，具有抵抗作用故也。由是患日渐贫血，甚有发生菌血症之危险，势若至此，则非应用特别疗法，不足以起死回生。

所谓特别方法，系用磺胺类药物之全身疗法，及局部应用是也。此类药物之治疗是症，是化学的，若见一二小疖，可切开排脓，以期速愈，固不必采取此种疗法。如遇上述之危险症状时，则宜立即使用。兹将其用法及临床病例，略述于后：

磺胺类（sulfonamibes）药物，品类不下千种。但目前为临床家所偿用者，可分为五类，即氨苯磺胺（sulfanilamide）、磺胺呱啶（sulfapyridine）、磺胺噻唑（sulfathiazola）、磺胺咛啶（sulfadlazine）及磺胺脈（sulfaguanidine）是也。此五类药物中，用以治疗多发性疖疮者，不论全身及局部，皆以磺胺噻唑为佳，以其为葡萄状球菌传染之疗效最佳，而副作用最轻者也（但氨苯磺胺之价格最廉，局部应用之疗效亦佳，不妨一用）。其剂量固因年龄而异，但与普通药物之计算方法，略有不同，因小儿对此类药物之忍受性及排泄率，较成人为高故也。如三岁以下者，可用成人量五分之一至三分之一；三岁以上者，可用四分之一至三分之二；十二岁以上者，可用成人量三分之二至全量，成人剂量，每日 6 克，每四小时 1 克（不分昼夜）。三日后六小时 1 克，五日后十二小时 1 克，七日后每日一次，至痊愈日为止。

局部应用可照普通方法，若行切开手术，于切开时创内置入磺胺噻唑粉末(氨苯磺量粉末亦可),0.5～4克(成人量)。

此类药物之使用,不论全身或局部,皆有相当毒性。用时当视其情势而减药停药,并多与开水(欲求其详,可参考张昌绍博士所著《磺胺类化学治疗学》)。再用该药以治疗疖疮时(不论全身或局部),应将脓汁及坏死组织扫除尽净,因此等物质中,含有多量之对氨安息香酸,可以助长病菌之生存而减杀药效也。

作者于三年中,所治疖疮,凡四十八例(成人七,儿童四十一),其中百分之九十以上,皆以普通疗法治愈,三人(皆小儿)以普通方法无效,卒用磺胺类药物收功,兹志三例于后。

例一　映晖,一周岁,患疖疮,初生于右额角,脓成切开,迅速痊愈,继于左耳后及头周围,除以一般治法,曾以滚脓丹外用,无效,继用石碳酸(acidum carbolicum)、雷佛奴耳(rivanol[①],亦失败)外,更内服加减消毒饮多剂,均归无用。虽每日排脓而不减,顶骨部之数疖,竟合为一串,体重日渐减轻,贫血现象亦日益严重,乃改服大健凰(dagenan,此商品名也,原属于磺胺呱啶类,因此地购磺胺噻唑不得,乃以本品代之),乃于旬日内告愈。

例二　李孩,一岁另二月,于麻疹后患疖疮,曾经数医治疗乏效,余即用大健凰治愈。

例三　杨姓,一岁一月,患多发性疖疮,于左股特多,据诉曾服中药及外科处理,不但无效,且日形恶化(贫血消瘦),作者用大健凰内服,外施排脓手术,三日效,七日愈。

结论

(1) 治病之术,无拘中西,何者有利,即使用何者。

(2) 疖疮患者,以小儿为多,头部为其好发部位。

(3) 使用磺胺类药物治疗疖疮,应将脓汁及坏死组织除净。

(4) 内服磺类药物应遵照一定服法,以保持相当浓度始克有效。

(《新中华医药月刊》1946年第一卷第十一、十二合刊)

---

① rivanol：即依沙吖啶。

疖名首见于《肘后备急方》，是指发生在肌肤浅表部位、范围较小的急性化脓性疾病。其临床特点是色红、灼热、疼痛，突起根浅，肿势限局，易脓、易溃、易敛。本病相当于西医学的疖、头皮穿凿性脓肿、疖病等。本节诸篇文章主要是讨论疖的预防和保守治疗。总括而言，疖虽属外科轻症，如失治误治，亦有可能造成疑难病乃至重症。民国外科家亦认识到"疖痈患者之全身腐败症，由切割手术所致者多"，小小疖肿手术尤要慎重，诚如姚琦行先生言"治病之术，无拘中西，何者有利，即使用何者"，实为古今外科家之共识。

疔 疮

疔疮纲要

朱治吉[1]

疔者,绷硬有脚,其状若钉。因感受四时不正之气,五脏蕴邪,膏粱厚味,或误食中瘟禽畜,及汤罐中霉烂米糁而成。虽分三十六种,大多生于面孔四肢居多。若早治十症十全,稍迟不过五六,失治则十坏八九矣。俗称走马看疔疮,极言治之不可缓。凡遇生疔之人,与生黄豆五粒嚼之,无豆腥味,是其候也。古书云:面无好疔。夫头为六阳之会,疔为阳毒,二火相合,其焰斯张。如眉、颧、额、颅、颐、颊、口、唇间,尤为猛厉。丁氏有热毒暴发,头面为重之语,治能合法,一昼夜即可痊愈,盖来虽速去亦捷也。初起迹如蚊咬,或痒或痛,其形甚微,其毒极炽。疔毒以愈小而愈横,审证既真,随投清解。如紫地丁、甘菊花、生僵蚕、焦山栀、金银花、大连翘、生草节、天花粉、半枝莲、丝瓜络、蚤休等,分量宜重。外贴拔疔散,掺于清凉膏盖贴,一日再换,有束肿呼脓之效。并能提出腐肉一块,其韧异常,俗谓之疔头。此腐脱落,大功告成。除避风外,忌食牛、羊、猪肉,豆腐、百叶一百念[2]天,以免复发。倘不慎酒色,妄动刀针。谚谓:疔头碰着铁头,疔毒破头,力大如牛。曾不崇朝,大波轩作,根盘浮肿,烙热呕吐,神识模糊,牙关紧闭,火毒旁流血分,直陷心

---

① 朱治吉:民国上海名医,生卒不详,以外科见长。
② 念:为"廿"的大写。

胞,即名走黄(以患疗毒惨遭死亡者,或全体发黄如金色。实则毒散全身,不能自化,郁蒸变成。走黄之名,盖由于此),由夷入险,命在旦夕。仍当大剂寒凉,以博挽回。否则变幻异常,捷于奔马,一击不中,补救綦难。此疡科最为暴戾之症。所当救焚沃焦重剂急进,不可轻描淡写,杯水车薪,反致顷刻燎原,不可向迩者也。手指亦多疗疮,用药亦同此理。但其势稍缓,比较易疗。系天热亢旱,洗衣浸水,或门缝轧伤,或竹木铁破皮而起,或童幼无知,捕蝇扑蝶,不知蝇之毒在尿,蝶之毒在粉,致虫体之毒素,传入肉里,日积日深,亦能致此。初起用猪苦胆套之,若四五日后,疼痛难忍,牵及肘臂,溃脓有黄头可刺者顺。如不溃无脓,黑色过节者险。此症未熟时,不可早开,否则致皮裂肉腐,焮痛倍增,不能速愈。若患久即有多骨,多骨出始能收功。更有脓不泄,毒不化,腐烂其筋,浸淫生虫,至脱落一节者。惟红丝疗一种,自发肿之处,生出红晕一条如带,双线更速。现于肌肉之表,从臂上行,渐蜿蜒云门天府。相传谓此红晕过腋至胸,即为不治。急用银针挑破,使出恶血,以泄其毒。其生于足趾者,必四围红肿,步履艰难,乃湿热结聚,血淤毒滞所致。在劳力之人,其皮坚老而厚,脓难辨认,必先扦去老皮,见水晶样,以刀点穿,撒疗药于膏药上贴之,兼投渗湿解毒,以收口为度。皆疗科之良诀也。其他方法,莫详于乡先达过玉书[①]前辈所著《治疗大全》一书,同志宜参考焉!

1. 主治方

(1) 拔疗散自制:当门子[②]五分,西黄一钱,梅片三分,磁石三钱(不灵不效),公母丁香各六只,甲片钱半,全虫四只,蜈蚣三条,龙衣[③]一条,桑螵蛸五钱,耳膜少许。

研极细末,藏瓷瓶,勿泄气。

(2) 疗药(三阳南货店):野茄子树内之蛀虫二十条(在夏历九月间可托

---

① 过玉书:名铸,江苏无锡人,清代医家。编有《治疗汇要》(又称《治疗大全》,1896)、《喉痧至论》等书。
② 当门子:即麝香。
③ 龙衣:为蛇蜕的别名。

乡人捕捉），顶上朱砂一钱五分，草麻油一两。将活虫放入朱砂内，爬至发呆，浸入油内，常须搅之。用时将此药一点，滴在患处。再用清凉膏药贴之，立即止痛生效。

（3）消疔毒膏（过铸）：松香二十两，炙乳没各二两，铜绿五两，百草霜五两，白蜡二两，麻油六两，黄蜡十两。择吉日，净室焚香斋戒修合。忌妇女、鸡犬、孝服人见。用桑柴火将麻油入锅熬滚；次下松香候稍滚；三下白蜡，候稍滚；四下黄蜡，候稍滚；五下松香，候稍滚；六下没药，候稍滚；七下铜绿，候稍滚；八下百草霜，再滚数次。于锅内，太老则不适用，并少功效。冷透搓成如桂圆核大，藏磁瓶内。临用以一丸捻扁，勿见火。或呵软，或热水炖软贴患处，顷刻止痛，次日肿消，已破烂者亦效。

（4）梅花丹（章师治康）：轻玄钱半，牛黄三分，射香三分，冰片三分，熊胆一钱，蟾酥一钱，雄黄三钱，血竭三钱，硼砂一钱，葶苈子三钱，沉香一钱，朱砂三钱，乳没各三钱，共研细末。即将蟾酥人乳化疔为丸，每日服两粒，开水囫囵送下。

（5）消疔丸（张山雷）：明雄黄一两，生锦纹二两，巴豆霜（拣取白肉、纸包压去油净）四钱。三味各为末，少加飞面五六钱。米醋同杵为丸，如凤仙子大。每服三丸至五丸，最重症不过九丸，不可多用。温开水吞，泄一二次。预备绿豆清汤，冷饮数口即止。虚人、孕妇勿用。

2. 简便法（丁甘仁）　乡村求药，去城市辽远，一时不及措手，速取野菊叶捣汁饮之，渣涂患处，消肿最速。

3. 走黄方（陆士谔）　孩童便出之蛔虫，取活者，不可漂洗，用布拭去其秽物。瓦上火炙存性，研末，藏瓶中，毋泄气，开水调服即效。轻则一二虫，重则四五虫，以愈为度。

【去疾按】疔疮为疡科大证，治之虽难，然自有古法可循。苟能勤求博采，未尝无治之之方。朱君此文，提纲挈领，颇能道其所以然。附方亦极适用，诚佳作也。

（《神州国医学报》1936年第四卷第十一期）

疔疮概论及"消发灭定[①]"之应用

薛君律[②]

又名疔毒，为国医之旧称，乃外科中之急性炎症。患此者不分寒暖季节，极为普遍，且其病势进展非常迅速，重险者有如内科病之中风、脑膜炎等，有朝不保夕之概。失于治疗，或维护欠宜，险象百出，每易因误致命，令人扼腕。

（一）病因

《灵枢经》曰：膏粱之变，足生大丁。王冰注云：膏粱之人，内多滞热，皮厚肉密，故内变为疔。浅而言之：膏粱之人，大率为优闲而多吃油腻炙搏者，躯体肥胖，皮厚肉重，饮食美味，煎炒之大毒内留，肠胃之腑道不清，积之既久，一遇诱因则患生疔疮。

疔疮初起之时，欲识其究否是疔，可令患者将生黄豆放口内嚼之，不觉豆腥气者即是疔。盖疔患处虽属局部，地位亦不大，而痛发后实影响全体各部，即肠胃亦因此关系，味觉变质，所以不辨生豆之腥气也。

（二）症状

疔起时皮肤上先现一粒，如疥如粉刺，如豆般大小，坚硬有脚，其状若钉。疮顶起一小白泡，二日转大白，三四日变紫色。然后溃头出毒者吉。

（三）名目

根据平日临症经验，疔生于头部、面部者最多，生于臂手部者次之，躯体及足部患疔者，仅百分之四五而已。论其名目，不下百种，不胜枚举。较著者如蛇头疔、托盘疔、红丝疔、合谷疔、人中疔、鼻疔、反唇疔等。但其病理，大同小异，以地位论之，则生于头面者重，因头面神经分布严密，一不留意，

---

① 消发灭定：是 sulfamidine 的音译名，也为商品名，化学结构为氨苯磺胺，是当时用于治疗链球菌感染的新药，上海信谊药厂生产。

② 薛君律：近代苏州名医，生卒不详。

即有引起走黄之可能。

（四）治法

疔始起时，患处微肿，或作痒或觉麻木者，内服清解之剂，外敷玉露散（即芙蓉叶）。

若失此不治，或治而不消，必将成脓，症情亦随之加重。于是疮头挺起，疼痛非常，发热畏寒，宜用鲜菊花根叶、鲜地丁草根叶捣汁饮之。

四五日后，高热不退，疼痛难熬，口渴欲饮，烦躁不安，须防走黄。即宜服"消发灭定"药片（0.3量[①]），每天服三次，四小时一次，每次服三片，开水吞下（服后或有胃呆泛恶之反应，无妨）。再以金银花露代茶饮之。

既溃后，其毒外泄，若不发生意外变化，脓毒出尽即愈。

（五）戒口

在疔疮初起至全愈过程中，对于饮食禁忌，必须遵守。最忌者为猪肉。他如黄鱼、虾子、牛肉、羊肉、椒、姜，亦宜戒除。盖疔疮之毒，聚结一处，若犯上述富有刺激散发性之物，顿使其毒散开，漫无止境，引起种种风波。最宜始终保持素食、泡粥、藕粉、素面包，菜肴如酱瓜、大头菜均可。待愈后一星期，体温、大小便，均归正常，始可开荤。

（六）走黄及治疗

疔毒走散，肿处突然高大蔓延，在头面者，双目肿闭，不得开视，在唇则唇肿如瓢，饮食不下，状颇可怖，身热增高，呕吐、气急、神志昏迷。在病理上是其毒满布全身，由血分直攻心脏（编者按：即败血症）。走黄之原因除不慎饮食外，开刀消毒不全亦能致之。危在顷刻，急捣鲜芭蕉根汁一碗灌之，再服大剂犀角地黄汤清解火毒，保护心脏。并服"消发灭定"（0.5量者），如前法，每日三次，每次二片，以资挽回。应用迄今，极著功效者也。

（《国医导报》1941年第三卷第四期）

---

① 0.3量：指每片0.3克。

外科新论疗疮篇

梁溪医隐

一、总论

《经》曰,膏粱之变,足生大丁。曰:盖因膏粱之人,皮厚肉密,内多滞热,故变为疗。然古方计有一十三种,三十六疗之分,总由脏腑积受热毒,邪气搏于经络,以致血凝毒滞,注于毛孔,手足头面,各随脏腑部位而发。其形如粟米,或痛或痒,渐至遍身麻木,头眩寒热,时生呕逆甚则,四肢沉重,心惊眼花。《经》虽所载疗色有五,以应五脏,其实紫黑及黄泡者居多,先痒后痛,先寒后热也。

陈实功[①]亦云:大抵多由恣食厚味,卒中饮食之毒,或感四时不正之气,或感蛇虫之毒,或感疫死牛马猪羊之毒。

按疗疮一症与饮毒、中毒确大有关系,俗谓食汤罐中之浸红米糁,及食病死之牛肉、猪肉而患危险之疗疮者,实不少也。

大概疗已成脓,则毒已外泄,可无他虑。惟在初起,最宜谨慎,疗毒攻心,祸如反掌,故其疼异常,为害甚速。病人口嚼生豆,不觉豆腥者即是也。

《外科正宗》曰:疗初起如疥形,如粉刺或小泡,或疙瘩,结肿不散者顺。疮肿不作寒热,亦不恶心,饮食有味,手足温暖者顺,形势已成,疮肿肉不肿,四围色白,多痛少痒,作脓者顺。已溃出脓,疮仍高肿,肉色鲜明,根内红活,渐平者顺。

二、疗之种类

昔医于疗疮,随其形状而有种种异称,实不胜枚举。乡先贤过玉书《治疗大全》所集尤夥,反使学者目迷五色,无所适从。兹姑存其较显明者述之,

---

① 陈实功(1555—1636):字毓仁,江苏南通人,明代著名外科学家,1617 年编撰完成《外科正宗》一书。

藉资参考。

（一）火焰疔

其患多生唇口、手掌、指节间,初生一点,红黄小泡,抓动痒痛非常,左右肢体麻木,重则寒热交作,头运眼花,心烦发躁,言语昏愦。

（二）紫燕疔

其患多生手足、腰胁筋骨之间,初生便作紫泡,次日破流血水,三日后串筋烂骨,疼痛苦楚,重则眼红目昧,指甲纯青,舌绝神昏,睡语惊惕。

（三）黄鼓疔

其患初生黄泡,光亮明润,四边红色缠绕,多生口角腮颧,眼泡上下,及太阳正面之处。初发便作麻痒,绷急强硬,重则恶心呕吐,肢体木痛,寒热交作,烦渴干哕。

（四）白刃疔

其患初生白泡,顶硬根突,破流脂水,痒痛骤然,易腐易陷,重则腮损咽焦,毛耸肌热,欬吐脓痰,鼻掀气急。

（五）黑靥疔

其患多生耳窍、胸腹、腰肾偏僻软肉之间,初生黑斑紫泡,毒患皮肤,渐攻肌肉,顽硬如疔,痛彻骨髓,重则手足青紫,惊悸沈困,软陷孔深,目睛透露。

细玩之,此种黑靥疔,类似西医所称之脾脱疽。考脾脱疽原为牛羊等家畜病,间有传染至人体者,其病菌曰脾脱疽杆菌,常存在牛羊病畜血液及内脏中,或以病畜之粪便及含血排泄物,处置不当,病菌散布或附着皮毛,而为传染之媒介。

人类大抵因皮肤小创伤,或误食此种病畜之肉而患之,故畜牧者、兽医、农夫、皮匠等易犯此症,《外科正宗》所谓感疫死牛马猪羊之毒是也。

皮肤脾脱疽之见证,局部灼热而发瘙痒之赤色小疹丘,上冠以带赤色或带青色水泡,旋破而结盖,是谓恶性脓疱。

痂盖之周围,更环生脓疱,并起蜂窠织炎,其原发丘疹,通常自豌豆大至胡桃大,而其硬结及浮肿性肿胀,蔓延甚速,附近之淋巴管及淋巴腺亦发炎症(红丝或掀核)。

此局部症候，经四十八小时或六十时后，乃发全身症状，倦怠高热，头痛谵语，下利，周身剧痛，在重症大抵五日至八日后虚脱而死。在轻症则于黑色痂皮周围，仅发限局性炎症。

其他有皮肤浮肿，潮红如丹毒，表皮上，处处生水疱状隆起，旋即破坏而皮肤一部陷于坏疽者，每于眼睑口唇等部见之。

(六) 红丝疔

王洪绪[1]云：红丝疔，手小臂、足小腿生如红丝一条者是也，要在红丝两头始末刺破，毒随血出而愈，迟则毒入肠胃不救。

陈实功曰：红丝疔，其患多生手掌节间，初起形似小疮，渐发红丝，上攻手膊，令人多作寒热，甚则恶心呕吐，迟者红丝至心，常能坏人。

冯楚瞻[2]曰：红丝疔者，又名血丝疔，发于两手指，而作红丝，渐渐行至关节，势必杀人。可先以线扎住红纹之处，次将银针砭去恶血，以药涂之，上者血红，次者血紫，下者血黑。若一失治，则稽留不散，轻则烂伤坠指，重则入腹而死。

胡公弼[3]曰：红丝疔一名急疔，生于手足肘腕之间，初起如黄豆大，色似绯袍，此疔根行如箭，日夜行一尺二寸，状如红丝线一般，皆因大喜大怒，气血逆行所致，走入心腹，令人闷乱不救。凡遇此等急症，寻见红丝之处，即用袖针，针断其根，针入四五分，取去紫黑恶血。

【编者按】

红丝疔者，实为炎症所引起之淋巴管炎也。统观各家，均主张砭去恶血，亦有深意。

---

① 王洪绪(1669—1749)：名维德，以字行，江苏苏州人。在医学方面，通内、外、妇、儿各科，尤擅长外科疾患之诊治。1740 年完成《外科证治全生集》4 卷。
② 冯楚瞻(17 世纪)：冯兆张，字楚瞻(或有写为鲁瞻)，清代医家，浙江海盐人。医术以儿科见长。先后经 30 年编成《冯氏锦囊秘录》一书。
③ 胡公弼：明代医家，精于外科。

(七) 面疔(恶性疖肿)

面部疔疮,实为一种恶性疖肿之发于颊部及口唇部者,初为脓疱,肿起潮红,硬结疼痛,不易化脓。每以继发广大蜂窠织炎、静脉血塞等而起危险之全身传染而致命,最可危者往往蔓延至头盖腔内,因以死亡。

中医则以其所发之部位,而异其名称,尤著者为人中疔。兹分别述之。

(八) 鼻疔

鼻疔生在鼻孔中,鼻窍肿引脑门,疼甚则唇腮俱浮肿。初起之时,须当速治,迟则毒气内攻,以致神昏呕哕,鼻肿如瓶者逆。

(九) 反唇疔　锁口疔

反唇疔,生于唇棱偏里上唇,锁口疔生于嘴角。二证初起,形如粟米,色紫,坚硬如铁,肿甚麻痒木痛,寒热交作,烦闷作呕,反唇甚则令唇外翻,锁口甚则口不能开,俱属迅速之证。须当速治,迟则毒气攻里,令人昏愦恶心,即名走黄。

《疡科心得集》云:唇疔生于上下嘴唇,初起如粟,或不痛或痒甚,其形甚微,其毒极深,其色或赤或白。若唇口上下紫黑色者,根行甚急,不一日头面肿大,三四日即不救,疔毒以愈小而愈横也。

(十) 人中疔　虎须疔　颧骨疔

高锦庭[①]云:夫面部之上,人中之中为龙泉,人中之旁为虎须,面中高骨为颧骨,此三处生疔,俱有轻有重,医者但分轻重治之,不必分彼此之异也。其轻者多因风热而结,初起迹如蚁咬,而根盘已经坚肿,恶寒身热,次日头破如一粒椒。其重者,或因于七情内伤,或因于膏粱厚味,醇酒炙煿,五脏蕴热,邪毒结聚而发。《经》曰膏粱厚味,发疔疽,此之谓也。初起形如粟粒,或如水泡,按之根深如钉,着骨痛不可忍,根盘漫肿不透,面目浮肿,或坚肿焮红,恶寒身烁热,恶心呕吐,肢体拘急,三四日后或口噤如痉,神识模糊,此以大毒陷入心包,(败血症)即名走黄疔,十有九死之证。

(十一) 走黄(败血症)

陈实功曰:疔疮有朝发夕死,随发随死,诚外科证中迅速之病也。凡治

---

① 高锦庭(1755—1827):高秉钧,字锦庭,清代医家,尤精疮疡证治。1805 年著成《疡科心得集》三卷。

此证，贵在乎早。如在头面，头乃诸阳之首，元阳热极所致，其形虽小，其恶甚大，再加艾灸，火益其势，逼毒内攻，反为倒陷，走黄之证作矣。既作之后，头面耳项俱能发肿，形如胖尸，七恶顿起，治虽有法，百中难保一二，不可不慎。

又曰，患疔经五六日不瘥，目中见火光，心神昏昧，口干心烦，呕吐不定，皆属疔毒内陷，均须速治。

《外科全生集》云：疔毒其患甚险，其害最速，生面目耳鼻之间，显而易见，生肩足衣遮之处，隐而难知。早觉者晨医夕愈，迟知者枉死甚多，即明枪易堵，暗箭难防之意。故妇女而患暗疔，直至发觉，误认伤寒，致毒攻心走黄不救。

疔疮走黄之说实即西医所称败血症也。败血症者。其病原乃葡萄状球菌及链球菌，每起于化脓灶腐败组织中，盖腐败作用，可以增加细菌毒力，细菌既侵入血中，繁殖而产生毒素，全身血液中充满细菌及其毒物，又以细菌之活力及毒性猛烈，身体防御机关废绝，全身器官亦莫不有细菌及其毒物，而现全身中毒矣。

急性重病之败血症，恶寒战栗，体温升腾，神思不安，四脚疼痛，恶心呕吐，呼吸短促，头痛谵语，知觉障碍，舌苔干燥，口唇龟裂，口渴特甚，嗜眠昏睡，唇口青黑，又因皮下溢血及赤血球崩溃，而现贫血，或发黄疸，此即所谓走黄也，大便下痢，每混血液。旋即体温下降，身冷，脉搏频数，常取死亡转归，间有一二日后，畅发大汗，而诸症渐次轻减者。

中等症稍缓，始以局所化脓，经数日微热，渐转为全身症，恶寒发热，淋巴管发炎，若施治适当、尚不绝望。

更有所谓败血脓毒症者，其症状更形复杂，编者于本刊第一卷第二期及上期痈疽篇中已有详论，可参考及之。败血症乃至危至急者之症，盖疔疮而致走黄，为妇孺均知之危事，大有谈虎色变之概，往昔医者均认为棘手之症，幸赖近代化学治疗法之进步。信谊药厂经售之消发灭定，其成分为一种对位氨基磺酸铵，对于此等败血症，或脓毒症确可收治疗之效。无论何种疔疮，若能早事服用，能可奏轻减之效，予屡试皆验，是值得介绍者也。

(十二) 手足部疗疮（瘭疽）

手足部疗毒,西医统称之曰瘭疽。其实瘭疽之称,亦由中医旧籍传袭而来,惟考《疡医大全》与《疡科心得集》所载瘭疽,又截然不同,似不能一例看也。

今所论列者,乃根据西医所称之瘭疽而言。瘭疽之成,因手受外伤之机会最多,且指甲下及指甲沟,最易潴留不洁物,苟皮肤一经剥离,细菌乘隙侵入,而起炎症,故以手为业者,如屠夫、炊婢、渔夫、农人、洗濯妇、缝工、兵士、泥竹木工、看护、医者,均易患之。其他如皮肤皲裂、肉刺、针刺、误伤、切开、轧伤等诱起,其化脓菌多属葡萄状或链球菌。好发于手指（蛇头疗）、指关节（蛀节或鳅肚）、手掌（托盘或虎口）、足跖（涌泉或足丫）等处。

浆液性者较轻（中医称水疗）,因受轻微刺激,渗出多量水液,蓄积皮下,指头外观呈明亮黄泡。

化脓性者较重,患部潮红肿胀,瘙痒灼热,皮肤紧张,上皮平滑而放光泽,且以指头知觉神经密布之故,疼痛剧烈,其痛为搏动性,压迫之及睡定时更甚,全身并起恶寒发热。

更能侵及鞘鞘,沿粗松组织而为蔓延性蜂窠织炎,起强度浮腔,盖手掌手指足跖之皮下结缔织,以短而紧密之故,向内直下,炎症乃向深部进行也。

中医则根据其所发部位,而异其名称,原因则一也。

(十三) 天蛇头

王肯堂曰:大蛇头即天蛇毒,不拘何指,焮赤结毒,肿痛有脓,裂开有口,如蛇头状,是以名焉。

陈实功曰:天蛇毒即蛇头疗,其指头肿若蛇头,赤肿焮痛,疼极连心,甚者寒热交作,肿痛炎上。

《疡科心得集》云,蛇头疗生手大拇指顶头,或生他指,初起如粟,渐大如豆,或如桃李,坚硬焮赤肿痛,疼极连心,又或青或白,乍黄乍紫乍黑,或痒或麻木不痛,自筋骨发出,根深毒重,热毒结聚而成,甚则手背手心皆肿。若四五日后溃脓,有黄头可刺者顺,如不溃无脓,黑色过节者险。若毒气攻心,呕吐不食,膨胀,齿缝出血,是为危候。此证脓未熟时,不可开刀早,否则致皮裂肉胬,疼痛培增,不能速愈,若患久即有多骨,多骨出始能收口。

(十四) 蛀节疔

李东垣曰:蛀节疔,生手指中节骨节,又名蛇节疔,绕指俱肿,其色或黄或紫,由火毒凝结而成。

(十五) 虾眼[①]

朱丹溪曰:蛇眼疔生于指甲傍尖角间,形如豆粒,色紫半含半露,硬似铁钉,乃火毒凝结而成。

(十六) 蛇背疔

王肯堂曰:蛇背疔生指甲根后,形如半枣,色赤胖肿,乃火毒凝结而成。

(十七) 鳅肚

鳅肚又名蛇腹疔,生于手指中节里面,形如鱼肚,故又名鱼肚毒,一指通肿,焮热,痛连肘臂。但中指通连五指,若中指疔色紫黑者,其毒必恶,易于攻心,心若受毒即呕吐不食,神识昏迷而为不治之症矣。

(十八) 水蛇头

水蛇头,简称水疔,指头有黄泡明亮者是,亦宜挑破去其恶水即愈,是即浆液性炎也。

(十九) 代指

薛立斋曰:代指(俗名瘭爪)生指甲身之内,三四日后,甲面上透一点黄色,初起先肿焮热,疼痛应心,如甲面透黄,即系内脓已成。但无门得泄,急用线针在指甲身,就脓近处,挑一小孔,脓方得出,随后轻手挤尽余脓。若失治或敷凉药,以致肌肉冰凝,脓毒浸淫好肉,爪甲溃空,必然脱落。

(二十) 合谷疔

陈实功曰:合谷疔,俗名虎口百丫是也。此患多系疙瘩泡起,亦有红丝走上,故有疔名。

朱丹溪曰:虎口疽,生合谷穴,在手大指次指歧骨间,一名丫叉毒,初起如豆,漫肿色青,木痛坚硬,初起黄粟小泡,痒热焮痛,根深有红线上攻腋内,

---

① 虾眼:即虾眼疔,别名蛇眼疔。

即名合谷疔。

（二十一）托盘疔

托盘疔生于手掌中心，初起坚硬起泡，其泡明亮者即挑之。

（二十二）足底疔

足底疔初起，如小疮或小泡，根脚坚硬，四围焮肿，或疼痛，或麻木，令人憎寒，头痛发热，或呕吐恶心，烦躁闷乱。此由肥甘过度，不慎房酒，以致邪毒蕴结而成，又或初起黄泡，上有硬块，不甚肿赤者为水疗（浆液性）。

（《国医导报》1940 年第二卷第五期）

治 疗 指 南

丁济华[①]

一、绪论

什么叫作疔？疔是哪一种病？疔之证象是怎样？这三点能够明了了。治疗之大经大法，可以不言而喻。如果照《疡医大全》所载的八十六种疔，什么蛇头疔、锁口疔、龙泉疔、承浆疔、开花疔、蚂蝗疔，各色各样的疔，一种一种要推究他的原委，明了他的治法，这不是很困难的。但是后学者不能进他的门径。即老于外科的，亦要为之蒙糊不明。不才对于疔毒这一个病，见得很多，似乎有些经验。趁这个空暇，特地抄写出来，与诸君商榷商榷，是否有当，还希望读者诸君给我一个指导。

二、疔之定名

人体躯壳内之病，眼所不能见，手所不能按，必定要从他证象上推究他的病原。人体躯壳外之病，眼所得能见，手可得而按，其病原容易明了。中国的外科医学，将外症分成四大类，什么四类呢？即所谓痈疽疮疡。痈疽疮

[①] 丁济华(1909—1964)：丁仲英之子，民国时期医家，毕业于上海中医专门学校。

疗这四个字,是代表一切的外科总名字。大凡外症患得高大红肿,属于阳的。统名之痈。外症患得四围僵硬,不红不肿,属于阴的,统名之疽,外症发无定处。症无不凶猛异常,统名之疮。外症漫散无常,滋水淋漓,统名之疡。那么疗毒这一个病,为什么叫作疗? 而不统属于痈疽疮疡之内呢? 这个里面,有个分别。因为疗毒的发病情形,与痈疽疮疡绝对不同。他的发病地点,大抵在唇口鼻眉手指、足指间。西医所谓毛细血管、动静脉交会的所在。其证情呢,坚硬有脚。如果漫散肿痕,没有坚脚,则又不能叫作疗了。说到这里,一并将八十六种疗的名,写在后面,俾得读者,在临证上亦可多一种参考。

以象形而名的疗:肉疗,石疗,松子疗,烂疗,鬼疗,茱萸疗,麻子疗,芝麻疗,盐肤疗,浮沤疗,瓜藤疗,杨梅疗,鱼尾疗,猪疗,狗疗,羊疗,牛疗,驴马疗,牛皮疗,蜈蚣疗,雌疗,雄疗,豆腐疗,火疗,水洗疗,刀镰疗,肉龟疗,蛇头疗,蛇腹疗,蛇眼疗,蛇节疗,蛇背疗,鳅肚疗,托盘疗,葡萄疗,冷疗,对疗,羊毛疗,羊毛疗瘤,开花疗,蚂蝗疗,水蛇头疗,脱骨疗,断指疗,血疗,护肠疗,火珠疗,水疗,鱼眼疗,鱼脐疗。

以会意而名的疗:卷帘疗,忘汲疗,燕窝疗,注命疗,透肠疗,骊龙疗,拳虎疗,钉脑疗。

以颜色而名的疗:赤面疗,黑疗,火焰疗,紫靥疗,黄皼疗,白刃疗,红丝疗。

以数目而名的疗:十指疗,三十六疗,七星赶月疗。

以经穴而名的疗:迎香疗,印堂疗,合谷疗,承浆疗,人中疗。

以部位而名的疗:手丫疗,颊疗,鼻疗,髭疗,虎须疗,反唇疗,腮疗,牙疗,内疗,心经疗,手背疗,偏正对口疗。

三、疗之原理与证象

疗毒这一个症,是单独的,不统属于痈疽疮疡的。既如上述了,现在再把疗之原理与证象来说一通。疗是外科中的一种急性症,一经患染,很容易溃烂腐坏。他为什么这样容易溃坏呢? 因为疗毒的发病地点,是在毛细管,毛细管受了血瘀的障碍，栓塞不通，或外皮肤受伤，秽物留于表皮，毛细管壅塞，动脉血与静脉血失了他的运行。于是郁积、发炎、肿硬，见了种种坏象则成疗了。《治疗汇要》里说，疗之起原，是受四时不正之气，或恣食煎炙厚味，或误食中瘟禽畜，及汤罐中霉烂米糁，血液不清，毒瘀凝结，则成疗。这几句话，是很确切的。一言以蔽之，疗毒的病原，总不离"毒瘀凝结"这四个字。那么，疗之证象是怎样？疗之初起，似粉刺、似疥疮。或发小泡，或起疙瘩。初起作痒，或麻木，后则渐痛。亦有初起即痛的，由痒而痛的。其症较移之初起即痛的为重，其兼见的症象，或发寒热，或烦躁呕吐，心腹痞闷。兼见的症象，是不能作为标准的。必观其主症是怎样，是否合所言的症情。如有一种详合了，即可断定他是疗了。

四、治疗的方法

治疗的方法有三种：一种是刺法，一种是提毒法，一种是消散法。刺法的意义，就是要祛除血瘀的障碍。提毒的意义，就是要借助药的效用，将这毒瘀提出来。消散的意义，就是要使其无形消散，不致于成疗。现在先把刺法来谈吧。凡疗毒初起似粉刺一点，肿红痒痛，或有红丝，不论他患在手部、头部、足部。急以小尖刀轻轻将患处刺开，挤尽恶血，迨恶血挤尽，新血见了，再盖上消疗膏，内服消毒汤。有一种疗初起即疼痛异常，不可按摸，寒热频频，不思纳食。这一种疗，切不可刺。如果用刺法，不但不能除祛病痛，反要增加他的病痛。这种疗，只好用拔疗膏，提他的毒，等毒提净尽了，再给他收功。疗痛初起，假使来势不凶猛，必过有些痒痛，这个可以用消散法。消散的方法，内服菊花地丁饮，外搽玉露散。还有走黄疗，最为利害。初起肿硬痒痛，范围甚大，顶似破未破，急以立马回疗丹。如短针大，刺在里面，外盖拔疗膏，内服回疗汤，就不致于走黄。各种特效药详下。

五、治疗之特要药

1. 拔疗膏　松香二十两，乳香三两（去油），没药三两，铜绿五两（研细），百草霜五两（研细），黄蜡十两，白蜡二两，麻油六两。

以上许多药,先将麻油入锅熬滚,次下松香候稍滚,再下黄白蜡。候再滚片时,再下铜绿、没药、白草霜,收成膏。不能太老,亦不能太嫩。以膏搓成如桂元大。临用以一丸捻于油纸上,贴患处,顷刻可以止痛疗肿,破烂者亦效。

2. **拔毒膏** 又名大红膏。蓖麻子肉五两,嫩松香十两四钱,杏仁霜二两,银朱二两,广丹二两,轻粉一两,茶油一两。

以上许多药,先将蓖麻子肉在大石臼内用大木棒捶烂捣得极烂了,再加入松香粉捣。捣得极烂了,再加入杏仁霜、银朱、广丹、轻粉、茶油,各药捣透成膏,不可太老。隔水蒸软,摊于油纸上,以之拔毒提脓,功胜手术十倍。

3. **立马回疗丹** 朱砂二钱,雄黄二钱,蟾酥一钱,硇砂一钱,白丁香一钱,轻粉一钱,麝香五分,蜈蚣一条,乳香六分,白信①五分。

以上诸药共研细末糊丸,如药线粗。凡一切凶猛之疗,防其走黄。用此丹插入疗孔中,以太乙膏盖之。拔去脓血疗根,就不致走黄了。

4. **玉露散** 芙蓉叶一斤,晒干研细末,用菊花露调敷。一切疗毒未成,可以消散于无形。

5. **消疗化毒汤** 通治一切疗毒。紫花地丁三钱,甘菊花三钱,金银花三钱,蒲公英五钱,夏枯草三钱,连翘钱半,郁金二钱,甘草四钱。如溃烂,加当归三钱。

6. **菊花地丁饮** 鲜菊花连叶根同捣汁一钟,紫花地丁、连梗叶捣汁一酒钟,二味浑和同服。此方消疗解毒初起未成者,饮此自能消散。

7. **回疗汤** 凡疗毒走黄,甚至神识模糊,速用芭蕉根打汁壹碗。再用土蜂窝一个、蛇退一条,煅灰存性,研细末。每一钱,空心用芭蕉汁同服,自能救急于万一。

以上几个方法,皆是敝人历来所试验而有效用的。照古医书说起来,治疗要十二经脉。敝人历经试验,均无效果,这亦是不可执一而论的。

(《中国医学月刊》1929年第一卷第九号)

---

① 白信:即信石,又名砒霜。

疔疮浅说

周其华

疔疮一症,在普通人心理中,以为必至极甚时,方始称之者。而《金鉴》之记载,则恒视位置而定名。亦有明明属于疔疮范围内,而偏不以疔名者。稽诸近世外科学,则既无疔疮之专论,亦无疔疮之名词,特总称之为炎症。例如对口疔,称为脓性炎;烂皮疔,称腐败性炎;卸内疔,称为腐败性纤质炎等。然则疔疮之范围更小矣。故在下之作是篇,原系出于个人之资格及经验而得者。凡属中毒而起之炎症,概括于疔疮范围内,并以最浅显之名词,及人人所晓之证候表明之。其未妥之处,还望阅者诸君有所垂教焉。

一、疔疮之种类及性别

疔疮之种类虽多,均可分为急性、亚急性、化脓性及坏死性四种。然其病理的原因则一,仅以其部位之缓急、脂肪之多寡、感传之深浅及体质之关系,而分别之焉。

1. 急性疔疮　多发于富有脂肪人之体,而尤以面部为最多,感传极速。往往发生后数小时,倏忽陷于危殆者。然医治得法,则二三日即可全愈。如锁口疔、颧疔、眉疔、唇疔等,是惟在身体虚弱之人,亦有多至十余日始脱疔者,如亚急性然。

2. 亚急性疔疮　此为稍逊于急性者而言,多发于手足后项等处。由肿胀发赤,而渐次腐烂者,其转归约一至二星期。如对口疔、偏脑疽、天蛇头、指节疔等。若医治得宜,得移转于化脓,其势较轻。

3. 化脓性疔疮　初起之状态,略与急性疔疮相似。惟不结疔而终归化脓者,此为疔疮中之最轻者,与疖相类似。

4. 坏死性疔疮　多发于肘、股、背、腹及组织肥厚之处,红肿散大。患处之一部,渐次转变而成坏死状态者。其坏死之结果,只及于皮下结缔织者,曰烂皮疗。深及脂肪及纤维质者,曰卸肉疗。发背、搭手、少腹疽等属,其转归约三星期至一月。烂皮疗之属于阴性者,即俗称烂脚,若不早治,恒延至数年之久。除此之外,概属阳性者多。

二、初起之状态

疗疮乏生成之理,故晚近医书上,无疗疮之名词。盖其初起时,原不过一皮疹耳。原因由皮脂腺排泄受阻,凝结于一处,而成小体之结节,致局部血行瘀塞,而起肿胀。虽多陷于化脓,然亦有自然消失者,若不中毒,决不成疗。

三、中毒之原因

疗疮中毒之原因,约分两种,分述于下。

1. 传染性中毒　为一种有机体毒菌,自创面侵袭而来。如以不洁净之铁针挑破及指甲扒搔等,均为中毒之引诱。

2. 化学性中毒　由过食油腻生冷,及富有刺激性之食物,致血压上升、体温增高等,亦足促发现该部之进行者。

四、中毒之状态

以已溃之脓疡,偶感上述之原因而起变化时。则身体感觉异常,或拘束,或筋挛,头疼发热,体温骤增,脉搏频数。患部之肿胀,倏忽散大,而于疮口之中心,呈灰白色之硬结。此种疗疮,于面部为最甚,往往肿及胸部及喉头。毒邪波及心脏而死者,俗名走黄。而尤以急性之疗疮,最为多见。其余亚急性及坏死性等,原因虽同,惟走黄者,概在少数。

五、疗疮之注意

在确知其中毒而成疗疮者,除就医外,应注意下列各点。

(1) 不可贴含有辛热消散之膏药。

(2) 不可以不消毒之铁针挑破,或指甲扒搔。

（3）不可与油腻生冷，及富有刺激性之食物。

（4）遇剧烈时，夜间不得熟睡。

（5）疔疮之患在头部或发际者，不宜戴帽，并将患部之毛发薙①去。

（6）如已就医用药后，不宜再以不洁净之布带包裹，及随时揭动其膏药或纱布。

六、疔疮之善恶

疔疮如无下列诸种现象之一者，均为善症。

（1）红肿散大疮口奇痒者。

（2）红肿已甚而不结疔者。

（3）疔头平陷而无脓浆者。

（4）肿及颚下及喉头者。

（5）频思欲睡兼诉腰疼者。

（6）四肢厥冷脉搏沉细者。

（7）神智昏迷胡言乱语者。

（8）红肿在一星期以上犹未中止者。

七、疔法

疔疮之治法，须视其发生之缓急，病理之虚实，随症而异，非一言所可断定。兹就普通常识言之，分内服、外治两种。

1. 内服　概以清凉为主。初起之症，瘀腐未化，脉数身热者，宜用解热剂，如败毒散、黄连汤之类。红肿蔓延，创口凝结，脉象洪大而热甚者，宜用解毒大青汤，益以解热之剂。疔头塌陷，神智昏迷，惊悸谵语者，宜用犀角地黄汤，或牛黄清心丸之类。然亦有阳虚之症，绝对不能用凉药者，故处方全凭诊断也。

2. 外用　初起之时，红肿发赤，而未结疔者，以如意金黄散调敷；或以

① 薙：同"剃"。

依比知阿儿①膏涂布（此膏可向西药房购买），有消肿制腐之效。或得转于化脓疗已便结，中心呈灰白色者，此乃疗毒已成之候，宜用蚀腐剂，先腐蚀其疮面，使余毒不致蔓延，而归消杀者，如白降丹药线之插入，石炭酸（西药）浓液之涂布等。惟此种药物，毒性甚重，用之不当，反贻大害。故非经验医生，殆不可忽用。待腐肉脱落，大热已去，则三仙丹、九一丹等，概可恃以完功矣。

八、附志

疗疮走黄，在《金鉴》上无适当之疗法，故往往为医所棘手。近据西医之研究，谓系一种链球状毒菌繁殖所致。自血清疗法发明以来，谓已死之菌芽，有扑杀活菌之能力，以故遂有链球菌血清之发明，以之注射入血（即静脉内），可预防走黄之虞。

（《中医世界》1933 年第五卷第三号）

红丝疗治验录

李 甦

余行医已十数载于兹矣。平时所用各种药物，皆系舶来品。然今百物飞涨，药品何独不然，舶来品为其中之尤者。且因种种关系，舶来品有缺货之虑，不得已，余即试用国货。其成绩有意思不到之伟，比之舶来品，有过之无不及。故兹将余最近使用国产良药治疗红丝疗之治验，录之于后，以供参考。

张宝生，杨舍南门人，捕鱼为业。平时体康过人，稍有小恙，亦不以为意。日前，宝生因添置蟹帘，奋身入水，偶不留意，被菱尖伤右足底。当时疼痛难忍，即出水回家休养。入晚恶寒发热，伤处红肿灼热，疼痛难忍。沿伤

---

① 依比知阿儿：为日译名，即 lchthyol，为鱼石脂。

处而上,有红丝数条。当即请张姓医治疗,至今已有二日,病势有进无退。病家焦灼万分,经友人之介绍,即来延余诊治。见病人精神痿靡不振,红丝自足背起,至大腿湾止,色红而带紫,且有结节数十枚。余即用刃将红丝每隔寸许为之划断,将毒血放出后,敷以"安的敷"消肿膏①。令服"消发灭定"(sulfamidine,0.5)二片(每日三次),并内服大剂犀角地黄汤清火解毒。翌日,病势大退,而能步履,惟红丝尚未完全消退。故再照前法放出毒血,外敷、内服同前。四日后,寒热全行退清。内服改(0.3)每日三次,每次二片。一星期后,即告痊愈。病家无以为报,即于中秋节,送来鱼蟹各一笼,以报治愈之功。却之不得,愧纳之下,乃寥书数言,以实余言,且表谢忱。

(《国医导报》1941 年第三卷第六期)

中西药物实验杂谈②

余无言③

疔疮丸

疔疮一症,最为凶险,中医书中之名称,有数十种之多。而西医则概以疖肿 Furunkel 称之,为皮脂腺及毛囊之急性炎症,因黄色及白色化脓性葡萄状菌之窜入而起。症之轻者,施以适当之疗治,大抵随即痊愈。若初起而不以为意,则必继发蜂窝织炎 Phlegmone 而起危险之全身传染症(此即中医之所谓疔毒走黄也)。若发于颜面或头部,则能蔓延至头盖腔内。而发脑膜炎等症状,以致于死。

---

① "安的敷"消肿膏:即安福消肿膏,为 antiphlogistine(消炎膏)音译,又称白陶土泥罨,主要由白石脂、甘油、硼酸、麝香草脑、薄荷油、冬青油组成,外用消肿止痛,下同。

② 原有余氏按语,其云:"痈疗百效丸,非原名也,原名疔疮丸。余常用之,百发百中,推而用之于一切痈毒疖肿,皆获奇效。余以其治疗之效既彰,而治痈之效,由余经验而得,更不可泯,乃改以今名曰痈疗百效丸。余捉笔将撰此稿,忽忆客年旅沪时,于四月间,曾撰《中西药物实验杂谈》一文,刊于《新申报》第三张医学栏内,内有'疔疮丸'一条。检得旧稿,为节省时间计,照录于后,重刊春秋,望读者谅之。"

③ 余无言(1900—1963):江苏阜宁人,为民国初年著名"汇通派"医家,曾共同主办上海中医专科学校,撰有《实用混合外科学总论》《实用混合外科学各论》。

中医谓疔疮初起，失于疗治，以致毒气内攻，四散经络，肿势蔓延，疮顶凹陷，神昏心烦者，谓之走黄（是即西医之所谓全身传染症也）。

疗治之法，西医主用手术切开，促其排脓，或用石炭酸浓液，注射患处实质内。然以上为手术疗治，比较觉稍繁难，不若中国验方之疔疮丸为最便服用，而确有奇效也。

疔疮丸为医家卢成琰氏方，《陈修园医书》中亦附载之。所用之药，及配合方法，悉同卢氏方，惟未注明为何人所创制耳。

方用巴豆（去皮膜）三钱，明雄黄三钱，生大黄三钱，各研细末。再共研极细，加飞罗面①醋糊为丸，如梧子大。轻者每服四五丸，重者每服七八丸。如极重或走黄者，可服十丸至十一二丸，用白开水送下。务使患者得三五次之大泻，症乃可愈。如身体衰弱者，俟泻二三次后，与以冷开水或稀薄粥以饮之，泻可立止，不致再耗体力。每泻一次，则痛苦及肿势，必轻减一次，即已走黄者，亦可救治，真疔疮之特效方也。余恃此方以治愈疔疮患者，殆不可以数计矣。

抑余更有一言，为读者告。余当初见此方时，以其内有巴头，药性猛烈，不敢轻于尝试。嗣思古人立方，绝非漠然从事者，且于医籍中一见再见。古人必不余欺，乃制而待用。以后凡系患疔疮者，余即试以此丸，得三四次之重泻。其患若失，逐次试验，结果均称圆满。余乃恃之为治疗之不二方剂。诚恐读者畏其药性太猛，一如余初时之怀疑，不敢试尝，特附告焉。

以上为去年四月间刊于《新申报》者，惟日期已无从查考，想曾阅《新申报》诸君，当能记忆。兹再将历来治验，附志于后。

邓姓妇，年四十一岁。患疔疮于左手中指中节，溃烂出脓，腐臭异常，痛楚几绝。经某中医疗治，内服外敷，不独无效，而症情日见险恶。延至半月之久。一日，忽于夜间疼痛更烈，如锥之刺，如火之灼。次晨，见满手红肿，炎性蔓延，手腕至肘关节，皆发赤肿，手掌手背手腕等处，又溃破十余处，流出脓水甚多，此即中医之所谓走黄是也，是时始就余求治。余见其炎症蔓

---

① 飞罗面：即小麦面。

延,度非寻常方剂所能获效,乃与以痈疔百效丸十粒,令用开水一次服下,约二句钟①,病者即继续大泻六七次,每泻一次,痛苦肿胀即随之轻减一次。惟体力则觉衰弱,乃饮冷开水一大杯,泻即立止。再以防腐消毒药,外洗外搽,不十日而完全就治。

塾师裴子良,患手发背(俗称手搭),红肿灼痛,增寒发热。先以药膏外敷,冀其消肿。不效,次日复求余治。余乃以痈疔百效丸六粒与之,服后大泻四五次,而最后一次,泻下者如痰状,于是肿消痛止,消灭无形。

许君北山,起一对口,麻木疼痛,头颈不能转动。治之三日,无效嗣就余诊。余即与以痈疔百效丸六粒,服后大泻而愈。

家三姊,于十余岁时,即常发喉痛症。最后一次,治愈不复发者,已十余年。前年秋,又复发。咽喉肿塞,痛不可忍,饮食不进者六日,只能运入茶水少许耳。余诊之认为热毒上攻,急与以痈疔百效丸八粒,研碎,用开水缓缓灌下。服后觉心如火焚,愈觉不安。余告以大便泻后,自当轻快。不数时,后果泻出燥粪甚多。泻至六七次,其痛若失,而喉肿亦渐消。次晨即能啜粥一大碗,后用煎剂清理余毒,数日而痊。

王某,年二十二岁,患大肠痈,痛不可忍。经某医诊治,服药不应。余投以痈疔百效九十粒,大泻七八次,而其病若失。

刘某,年三十六岁,起一发背,已四五日矣。红晕如盘,热痛如火。余急投以痈疔百效丸大泻七八次,其肿顿消,其痛亦减。次日消散殆尽,复与以清热解毒之剂,数服而愈。

国民革命军第三十一军第九十二师兵士某,患湿疮于两臀部,大如指头,红肿热痛,脓水甚多。该军医院治之,一月而无效,来求余治。余期以一星期,先令服痈疔百效丸,大泻多次,其痛渐减,红肿亦消。后复与以清血解毒利湿之剂,七日而痊。

类此之治案,指不胜屈。上之所记,不过百中之四五耳。总之此丸之用途极广,凡红肿热痛之痈毒、疔疮、疖疡等之属实者,以及体质强壮者,无不

---

① 二句钟:即半小时。

可用。初发四五日前服之，必可大泻而消。如五六日后肿毒已成者，服之虽无消散之望，亦可泻之而轻减其毒，使毒质不致蔓延，此历试不爽者也。惟平塌白陷之阴疽，及半阴半阳者，则绝不可用。切记切记！

余述此篇既竟，更有一言为读者告，古人立方，古人之功也，余不敢夺。余之经验，余之力也。余公诸同道，前可以对古人，后可以对来者，区区之心，谅为达者所赞许。尤愿吾辈医生，人人如是。勿守秘密，而蹈一般时医之恶习，则尤生民之幸也。

（《医界春秋》1927 年第十八期）

科学见解民间疗法——疗疮的不开刀疗法

沈志晖

民间疗法就是民间的草头单方，但是单方里面有合乎科学的和不合乎科学的。鄙人读了范注《汤头歌诀》，就知国产生药，因经了许久实验，才有今日科学的证明。民间疗法亦然，也经了许久实验，才有今日的见解……事变以来，感得西药采用不易，尤其今日的药价，那非贫民所能享受了。但是有许多的新药，仍自我国原料中所抽获的。这种原料，就是田野的草木。所以鄙人对于民间单方，就有兴趣研究。其中颇有著效者很多，现在搜集的疗疮疗法，均由各实验家直接指导而得。这里所载的见解，参考了新旧各书而发现的，不能就算鄙人所发明。诸位先进，详加匡正。那就不是我个人所幸了。

疗疮的原因，凡读过新医书籍的人都很明白，所以不必再说了。可是他的症候因发生的部位，所以有许多名称。但是在预后治疗上，却有重大的关系。所以先来把疗疮发生的部位解说一下，以供临床参考。

1. 钉脑疗　因生在颞颥部 R. temporalis，所以有这个名称。这个地方有浅颞颥动脉 A. temp superf.，所以预后很危险。

2. 印堂疗　生在两眉的中心部，即在前额动脉 A. frontall 处，预后也很危险。

3. 龙泉疔　生在鼻空的下部，初像粟米大，最易漫胀，甚至数小时内。口围轮匝筋 M. orbic, or.，起肿胀，好像马嘴，故又叫作马嘴疔。此处有上唇动脉 A. labialsup.，一旦失治，一日内就有致死的转归。

4. 承浆疔　生在颐唇沟 sulcus mentolab.，此处有颐动脉，所以不可不速治。

5. 对口疔　发生于颈窝部 R. Fover, nuchae.，有发壮热。此处靠近延髓神经，预后很危险。

6. 蛇眼疔　生在爪甲部 R. nugnicularis 的两侧，就是背侧指动脉 A. digit dors 的尖端部，生豆大紫色疱，上面突出白色疱，像蛇眼，所以有这个名称。五指中，就是中拇两指最多。

7. 蛇头疔　即生在指端，所以又叫作天蛇头。有和蛇眼疔同样危险。

8. 蛇节疔　一名蛙节疔，生在手指关节部，所以有此名称。预后也危险。

9. 泥鳅疔　因为全指肿胀，疱色暗紫，形状很像泥鳅，所以叫作泥鳅疔。预后危险，不可不速治。

10. 虎口疔　又名叫作合谷疔，在拇指与食指之间。中医经穴上叫作合谷穴，所以有这名称。初发粟粒大，瘙痒疼痛，非常危险。甚致起红丝疔（就是淋巴管炎）蔓延到腋下，向心脏移走。

以上所列的各种疔疮，其原因都归一。但是疔疮好在动脉处发生，所以有不测的危险。大凡头部的疔疮，最容易发生化脓性脑膜炎。指头的疔疮，最易发生心脏内膜炎。所以发生了疔疮，就要早期治疗。但是疔疮的疗法有二种：一为主张开刀，吸出脓毒，以企速愈。二为避免手术，就是不开刀的治疗。但是也有正式理由，像对口疔、人中疔、印堂疔、钉脑疔等，虽非绝对不可开刀。然而往往误切深部，反致危险。因此缘故，民间疗法中有不开刀的治法。不过不管开刀和不开刀，都要靠着早期诊断，才可施行治疗。这种早期的诊断，单凭临床鉴别，还难免不误诊。所以民间疗法中，有用黄豆来作鉴别法。就是患了疔疮的人，恐他的味觉感官能障碍或唾液起变化。

倘若使患者咀嚼生黄豆,就不能感觉得生腥气,这种方法对于我们研究新中医者也有研究的价值,所以也附记在这里。现在再把民间疗法里不开刀的治法,用科学证明举例如下。

(1)剖取蟾蜍的肝脏,请勿水洗。一个分为三四回,贴于患部。对于一般疗疮,极有灵效。

蟾蜍是一种两栖动物,常在陆上生活,产卵期栖入水里。台湾地方有专捕养,作疗疮特效药的贩卖品。药理作用:常吃各种毒物虫菌,不致中毒。因为肝脏里面,含有抗毒素,故有杀菌消毒的功用。

(2)捉活蟾蜍。用竹片刮刺眉间,从表皮分泌的液汁,混在百草霜内,涂在患部,颇有奇效。

蟾蜍分泌液,又叫作蟾蜍 toad-cake,六神丸即含本剂为主药。毒分为 camain。属 D. gitalis 族,有强心、止痛、溶毒的作用。百草霜就是田村燃烧杂草时,灶额所生的煤灰,完全为炭质钾质,外用能吸收气体与氧气,对于好气菌能使菌体受氧分解。

(3)天南星的地下茎和丁香的花蕾,共研为末,混在猪胆汁里,贮藏待用。为一般疗疮外涂的药剂。

天南星 arisaema japonic,自生山野。就是一种多年生草,地下茎是肥厚的块。含 saponin 淀粉类,有消炎、退肿、止痛的功用。丁香生在热带地方,是圆锥状常绿树,高至 6 米,主成分为 caryhyllin、护膜、树脂、单宁、鞣酸等,有杀菌消毒、止痛收敛的作用。猪胆汁,就是豚的胆汁,用于本剂是浸和品,也有消毒退肿的功用。

(4)紫苏的茎叶和菊的全草,洗涤干净,捣烂后加酒绞汁内服。再把它的残渣贴在患部,这效更大。

紫苏产在我国,是一种唇形科的植物,这种植物里含有紫苏醛(perilla aldehyd),有很强力的杀菌作用。又含 d-limonen,有发汗、解毒作用。并含 pinen,有健胃、利尿的功用。菊,有发汗、解毒作用。菊和紫苏合用,对于疗疮有很大的功效。

(《复兴中医》1948 年第二卷第四期)

疔字初见于《内经》，所谓"高梁之变，足生大丁"。盖丁与疔同，泛指一切体表疮疡急而较大者。凡发病在面、手等部位，病势急剧，易迅速蔓散，可造成损筋伤骨，甚则引起走黄危险的称为疔。疔的范围很广，名称繁多，证因各异。根据发病部位和性质不同，分颜面部疔疮（面部的疖和痈）、手足部疔疮、红丝疔（急性淋巴管炎）等，相当于西医学的疖、痈、气性坏疽、皮肤炭疽及急性淋巴管炎等。

本节诸篇中《疔疮纲要》一文讲述了疔疮治疗的基本法则，并汇集了一些当时江南地区医家治疗疔疮的常用方药。《疔疮概论》《外科新论疔疮》两篇文章主要介绍了疔症的病因、主要特征和分类，附带介绍了磺胺类药物的使用，从内容看，中西医内容皆有。《治疗指南》《疔疮浅说》则介绍了疔症的定名问题，详细讨论了疔毒致病的种种情况和常用的治疗方法，从中可窥见中医外科名词术语规范化的过程。《红丝疔治验录》一文介绍了治疗红丝疔的外敷内服的方药。《中西药物实验杂谈》讨论了疔疮丸的制作与功效，并附有医案数则。最后《科学见解民间疗法》一文使用了新医药的知识来对传统中医外科的疔症和药理进行了解释。

总括而言，疔疮自古为外科重症，民国诸医对疔疮的治法非常丰富，经验宝贵殊胜，一些看法及用药方法颇有趣味，值得后学细品之，如"蝇之毒在尿，蝶之毒在粉""野茄子树内之蛀虫""孩童便出之蛀虫""生黄豆辨证"等不一而足，此中多家名医提及"消发灭定"（即今磺胺类药物）并盛赞之，现今抗生素品类多，安全性更好，磺胺药已很少用，但民间先贤对抗生素的认知及使用思想至今仍值得学习。此外，医家毫无保留献出卢成炎先生之"疔疮丸"以造福大众，观此疔疮丸方之配伍及制法颇为精致，实为至宝，并详明制法用法，笔者期盼今之有识之士助力此药恢复生产。

痈 疽

痈疽总论（并附验方一束）

苏文会

痈疽原是火毒生，经络阻隔气血凝。外因六淫八风感，内因六欲共七情。饮食起居不内外，负挑跌扑损身形。膏粱之变荣卫过，藜藿之亏血气穷。疽由筋骨阴分发，其形坚硬肉里藏。痈由肉脉阳分发，红肿高大皮外明。疡起皮里肉之外。疮起皮肤节通名。溃久不敛必成漏，伏肉如钉名曰疔。痈甚为发游走毒，腐溃过速是疳容。风寒脓结成多骨，身热脉数劳便成。此症原名不内外，凡名或部或以形。阳盛焮肿赤疼易，阴盛色暗陷不疼。半半阴阳不高肿，微疼微焮不甚红。五善为顺七恶逆，见三见五死生明。临症色脉须详察，取法温凉补汗攻。善治伤寒杂症易，能疗痈疽肿毒精。

治法总论

痈疽疮疡而如粟麻，痒焮痛即大毒。不论阴阳先用灸，七日之内最可施。若问灸后次何法，汤洗膏固护相随。内用疏解与宣通，外宜敷药四边围。轻症神灯三枝照，平塌须急补不足，高肿不可过于攻。内热毒盛须消之。二便秘结宜通利，脏腑宣通方为福。十日已后疮尚坚，铍针点破俱宜先。半月之后脓若少，药筒拔法脓要黏。疮已溃烂腐不脱，当腐，剪开破其窍。能令脓管得通流，自然疮头无闭塞。频将汤洗忌风吹，去腐须当上灵药。生肌散用将敛时，保须养勤无怠惰。功忌脓出投药凉，冬宜温室夏明窗。肌肉将敛长平苍，谨慎调理更加详。新肉如珠皮不敛，若失保养命必亡。小疮月除始必敛，大疮七十日收功。若然顽疮有郁肉，线药随从针孔入。七日多服温补药，十日之后死肉脱。脱后生肌随可用，成功不离敛口药。

谨将平生研究应手外科妙方汇录于下。

1. **外敷麻药方** 生川乌尖五钱，生草乌尖五钱，蟾酥四两，胡椒十两，牛南星五两，生半夏五两。

共为细末，烧酒调敷，任割不疼。

2. **内消五毒膏** 治痈疽诸毒贴之立消。斑蝥十六个，蜈蚣一个，全蝎八个，巴豆三十个，乳香二钱半，没药二钱半，铅粉五两，黄丹三两，独头蒜四两，麻油一斤。

上味入油煎枯，去渣，熬油滴成珠，下丹粉成膏。

3. **神效千捶膏** 治疮疡疔、瘰疬、臁疮，贴之即消。木鳖子五个（去壳），白嫩松香四两，铜绿一钱，乳香二钱，没药二钱，草麻子七个（去壳），巴豆五个（去油），杏仁一钱（去皮）。

共合一处，石臼捣之千下，即成膏入凉水中摊贴。

4. **巴膏** 化腐生肌有一寸膏即愈一寸疮。象皮六钱，穿山甲六钱，栀子八十个，儿茶二钱（另研），人发一两二钱，血竭一钱（另研），硇砂二钱（另研），黄丹半斤，香油一斤，桑、槐、桃、柳、杏枝各五十寸。

上味煎枯，去渣油成下丹，俟温入血茶砂末。

5. **去腐**

（1）蟾酥条：治疗及诸疮。蟾酥四钱，轻粉二钱，枯矾一钱，寒水石一钱，铜绿五分，乳香一钱，没药一钱，胆矾一钱，射香一钱，雄黄五分，蜗牛三十个，朱砂一钱。

共研细末，飞面成条，五月五日为上。

（2）三品定：去管。人言①，白矾，各等分为末，罐内泥好，烧之烟尽

---

① 人言：即砒石，多为毒砂、雄黄等含砷矿石的加工制成品。

为度。

（3）三合散：治不作脓。巴豆肉，明砒，斑蝥，各等分为末，纤入口内，恶肉立化。

（4）白降丹：粘腐肉上，三日腐脱自愈。恶疮大者五六厘，小者一二厘，初起立消已成，立溃腐即脱。朱砂二两，雄黄二两，水银一两，硼砂、火硝各五钱，食盐、白矾、皂矾各一两五钱，共研水银不见星。

微火在罐下化药，粘稳再用一个罐合口纸封盐泥，满涂令干，地下挖一空孔，空罐入孔内，平地置铁盘，火拥上罐至底一二炷香，已成药便降入下罐。

6. 去腐生肌

（1）红升丹：治一切溃后，拔毒、去腐、生肌、长肉、疮坚、硬点之立红。朱砂五钱，雄黄五钱，水银二两，火硝四两，白矾一两，皂矾六钱。

上为末，入阳城罐内，炮微化①，研水银不见星，入罐，铁盏封好。大钉三个钉地，罐放钉上②，下置炭火，三柱香时即成。

（2）三仙丹：去腐生肌。白矾、火硝、水银各四两为末，二味覆水银。碗盖盐泥封口，碗底放棉花，文武火三炷香，棉花焦即成。

（3）生肌去腐散：有腐即去，无腐生肉疮，不疼至妙。牛胶一两（炒），轻粉三钱，血竭三钱，乳香三钱（去油），没药三钱（去油），冰片五分。

先研轻粉，入血竭，然后入各药末。

（4）八珍锭：治坚硬化腐生肌。朱砂、没药、雄黄、乳香各五钱，人言一钱，枯矾三钱，巴豆三十个（去油），硇砂八分（煅烟尽），共为末，用糯米汁成锭。

7. 生肌

（1）轻乳生肌散：石膏一两（煅），血竭（另研）、乳香（去油）、轻粉各五钱，冰片一钱（研细）。有水加龙骨，收口加鸡内金。

（2）玉红膏：当归二两，白芷五钱，白蜡二两，轻粉四钱（另研），甘草一

---

① 炮微化：炮制方法为微火化药。
② 具体方法为用铁钉三根，呈三角形钉于地上。铁钉要露出地面约10厘米，将罐放置上面。

两二钱,紫草二钱,血竭四钱(另研),麻油一斤。将药煎枯,入蜡成。

（3）月白珍珠散：轻粉、青黛、珍珠母各等分。

（4）金黄散：消诸症。南星、陈皮、苍术二斤,黄柏五钱,姜黄五斤,粉草二斤,白芷五斤,花粉十斤,川厚朴二斤,大黄五斤。

上为细末,葱蜜油醋茶酒盐,随症调涂。

（5）虎狼伤：止血、止疼、消肿,用葛根汤洗。花蕊石一斤,白矾二两,黄连二两,龙骨四两,乳香二两(去油),没药二两(去油),血竭五钱,片麝。

上为极细末,上之。

8. 移疮　移山倒海丹：末用。蜗牛四十九个,射香一钱,蟾酥三钱。研极细末,丸如菜子大,朱砂为衣收贮。欲移时,以一丸水研,用笔蘸药,画引到别处,其肿自消。移在他处,用针挑破,以药按上膏贴即愈。

（《医学杂志》1932 年第六十六期）

外科新论痈疽篇

梁溪医隐

一、总论

《灵枢经》云：营卫稽留于经脉之中,则血泣而不行。不行则卫气从而不通,壅遏而不得行,故热。大热不止,热胜则肉腐,肉腐则为脓。

又《经》曰：诸痛疮疡,皆属于心。又曰：营气不从,逆于肉里,乃生痈肿。

西说云,炎症之起因,乃身体之一部,受刺激发炎,细菌之刺激,尤居多数。以血管运动神经之障碍,致血管壁变质,易于渗漏血浆,且为发炎物刺激之诱引作用,将白血球诱出血管之外,继则增殖局所之组织细胞。细玩之,其说有可通者。

又《经》云：诸痛为实,诸痒为虚,诸痛为阳,诸疽为阴。又当辨其是疔、是痈、是疽,然后施治,庶不致于差谬。如热发于皮肤之间,肿高根阔者为痈,五脏蕴热,毒流骨髓,附骨而生,经日方觉,大如伏瓜为疽。此鉴别痈疽之说也。鄙意痈者,大抵为良性之限局性脓疡,其病原多属黄色或白色葡萄状球菌,疽为恶性之蔓延性脓疡或炎症,其病原多属链球菌。惟混合传染者,亦复不少。

疡科书云:痈疽有五善七恶,兹列表(表1)以明之。

表 1　痈疽之佳象与坏象

类别	佳象	坏　象
动息	安宁	恍惚嗜卧,烦躁弗宁
饮食	知味	口渴乏味,不思进食,纳药呕吐
二便	正常	腹痛泄泻,小便混浊
面色	光亮	双目紧小,面唇失色,青黑灰黯,目闭耳聋
语言	清朗	颠倒无序,声嘶咳嗽
脓水	鲜明	臭秽难闻
溃后	肿退	疮口黑腐,肿痛不止
身体	壮健	膊项难转,四肢沉重,冷汗虚汗

痈疽之症,国医以部位而命名,与西医以病变而命名者不同,故逻辑殊费斟酌,兹分别述之如次。

二、疖(疖肿)

外科症最轻而易治者,为疖。蒋示吉[1]曰:此乃暑邪血热所致,初起不发寒热,高肿于皮肤之间,浅而小,最大不过一二寸者,名曰疖,俗呼疖子。李东垣曰:有因微热外攻而发于皮肤之上,高肿热痛,此热疖也。

【按】疖为毛囊或皮脂腺之急性炎症,故又称毛囊炎及皮脂腺炎。由皮肤不洁,葡萄状球菌(此菌作球状团集如葡萄,有黄金色、白色、橙黄色数类),侵入毛囊及其周围组织而起。

---

[1] 蒋示吉(1624—1713):字仲芳,古吴(今属江苏苏州)人。明末清初医家。著有《医宗说约》《望色启微》等著作。

疖肿好发于小儿颜面、四肢、颈项、臀部等处,毛囊周围肿起潮红,成小圆椭形肿起,毛干居中,隆起皮上。且周围皮肤以浸润而生指头大至鹅卵大硬结,疼痛灼热,一二日后隆起中央,现黄色小点,于是破泄脓水,或局部皮肤面有痛性硬结。且呈圆椎形深红色结节,类铜币大隆起,微肿微痛,尖端有小脓疱,数日后微软,薄皮剥起,始流清水,侧方压之,即排出黄色脓栓。

三、疖疬(多发性疖肿)

多发性疖肿,因酿脓菌侵及多数毛囊及皮脂腺。夏令天热时,则因侵入汗腺而起之汗腺炎,旧称之为热毒,又谓之疖疬。尤以疖肿质人,即有糖尿病质者,及孩童营养失宜,或饮食过多而不消化者,患之甚夥。

发生多数小疖肿,灼热,疼痛,潮红,尤好发于颜面部,常引起显著极度浮肿。糖尿病性人,每于数月内,身体各部新旧交代发生,疖肿不休。

四、痈(热性脓疡)

昔贤云,痈者,其发暴而所患浮浅,易肿易溃,易腐易敛,不伤筋骨而易治。又曰,红肿踰寸者为痈。大抵七日成脓,溃后先出黄白稠脓,次出桃花脓,后出淡黄水,痛随脓出而减,四围肿块渐消,腐肉渐脱,新肌渐生。若脓已出而反身热者(脓毒症),坏病也。

按痈可统称曰热性脓疡,包括肌脓疡,亦曰急性化脓性肌炎、急性化脓性骨膜炎或骨髓炎,皮下限局性蜂窝织炎等而言。

其诱因多属外伤酿脓菌之传染,以创伤不拘大小,虽如爪围皮肤剥落(肉刺)、搔爬痕、针刺等极微损伤,化脓菌皆能由此侵入,传染炎症。脓疡每起于创伤远隔处,并非发于原侵入处。盖细菌侵入后,经淋巴道转移至各处,或因血行障害(血流缓慢也),血中酿脓菌易于沉着之故。细菌以黄色或白色葡萄状球菌为最多。

热性脓疡之见症,局部皮肤及皮下组织,呈发赤肿胀或硬结,触之灼热有胀痛,轻症渐柔软而消散,重症炎症增进,皮肤极度紧张,有炎性浸润，且为平面状扩大，呈银圆大或盅口大，发搏动性疼痛，大多数陷于化脓，软化作泥状，形成脓疡，触之波动。如不施切开，则脓汁亦能渐从皮肤中央最薄处破泄外流（自溃），脓厚而带黄绿色之脓汁，亦有夹杂凝血块而带赤紫色者。

（一）痈肿有五主征

1. 潮红　乃血管壁变化，而局部起充血所致，若变紫色者，是血行缓慢。当经过毛细管时，酸素不足之故。若炎肿处本无血管者，则不发潮红。

2. 肿胀　因该处血管充血，且渗漏浆液，并潜出血球。倘为组织粗松处，其肿更甚，因浆液易于积聚故也。

3. 灼热　因局部血管之充血，输送于该部之温量增加，且以血行缓慢，而温量之放散减少也。

4. 疼痛　因局部之知觉神经，受渗漏血浆之压迫而起。若渗出物蓄积于筋膜下，不能散布于周围者，其痛更剧，如手掌、眼球等处。疼痛之强弱，以发炎部组织而异。如在黏膜则稍带瘙痒，在皮肤则宛如火灼，在腹膜则若刀割，在筋肉则为牵引性疼痛，或如断裂，在神经每呈发作性或搏动性之疼痛。

5. 官能障害　由于肿胀疼痛而起，乃局部血行异常，渗出物压迫运动神经，及分泌神经，并障碍组织之生活力所致。

（二）消散之转归

轻度之炎症，始以血管壁之回复而渗漏停止。已渗出者，为淋巴管所吸收，白血球之一部，为脂肪性分解，纤维素起脂肪化，亦为淋巴管所吸收。赤血球脱出色素，渐以溶解，组织细胞之被侵害者，以营养恢复而全愈，中医所谓消散是也。

（三）辨脓之法

重按之，乃痛者，脓深也。轻按之便痛者，或皮薄焮起，脓浅也。按之不甚热，不甚痛者，脓未成也。按之即复而大脓者，有脓也，不复者，无脓也。

【按】脓由脓球及脓浆而成，肉眼视之为带黄绿色，或带黄灰白色之液体，静置之则脓球沉于下层，脓浆浮于上层，脓球又称脓细胞，系白血球之稍退化分解者，脓浆乃血浆之变化及组织之溶崩者。

若脓中含有多数赤血球者，曰出血性化脓性炎。如霉菌致组织迅速败坏，放极甚之恶臭，生油脂状糊粥者，曰腐败性炎。

兹将脓疡之较习见者，中西对照，分述之，以资参证。

五、耳痛（中耳炎）

急性中耳炎，多与急性鼻炎、咽头炎并发，此外则因急性发疹传染病，如痧疹、猩红热（喉痧）、白喉、流行性感冒等而起者，亦甚多也。

中耳炎，有黏膜炎性及化脓性两种，黏膜炎性，较轻，有耳痛耳鸣充塞感，听力障碍，经一日至数日，鼓膜穿孔，排出分泌物，同时各症亦轻快。化脓性较重，兼有头痛，小儿更发谵语，经数日至一二周日，每致排脓，诸症亦轻减，惟转成慢性者亦甚多。

咽头与中耳有路可通，是谓欧氏管。小儿时，此管位置略似水平，且管腔广而上短，凡在咽头经过之细菌，极易移于耳内，故易诱发中耳炎。

高锦庭别耳痛为虚火实火两者。如风温袭阻，初起必寒热往来，头痛耳中肿胀，如得汗邪澈，则肿胀自平，或至三五日后胀痛更甚，身热不和，胀痛时如针刺，内成脓矣。俟脓泄邪澈，自热退痛止，但其脓不能即干，必须十日半月收功，此实火之证也。虚火耳痛，初起亦必寒热，胀而不肿，头顶连项掣痛，久则成脓，此疡最难速愈。又幼孩三四岁时，亦有此证，经年脓水不干，此先天不足也。

六、胁痛（肋膜脓疡）

肋膜脓疡，亦曰化脓性肋膜炎，简称脓胸。因外伤及邻近炎症肿疡之波及，以恶寒战栗开始，发高热，肋膜发炎，剧烈刺痛，患侧胸部扩张，红肿灼热，呼吸及咳嗽增剧，最后陷于化脓。

胁痛又名穿胁痛，或发于左胁，或发于右胁。人之两胁，乃肝经气分出入之道路，一有阻滞，不得疏通，郁而为痛，故血亦为之凝聚矣。

七、膝盖痈（化脓性膝关节炎）

由关节外伤，创内直接侵入化脓球菌而起，或继发于附近炎症。盖化脓菌，自局部经淋巴腺入血中，或直接侵入血管中，随血液转移于诸关节等处，且球菌在血中无发育繁殖能力，其所以发病者，以血管被其栓塞故也。更以闪挫、打扑、冲突、牵引坠下、截伤、血行障害为诱因，间以关节受寒，滑液膜发炎而起，膝关节剧痛，高热，著明肿胀，高度官能障碍，关节部屈曲，不能伸屈，动之发则剧痛，皮肤发赤灼热，而陷化脓，愈后每遇关节官能障害而发强直。

高锦庭云：膝盖痈，生于膝盖，色红燃肿疼痛，属湿火。

八、腋痈（腋窝脓疡）

腋窝脓疡，方书曰腋痈，或曰夹痈，生肩膊下窠内。其有赤色坚硬肿者，初起之时，其形如核，即寒热时作，亦有皮色不变，漫肿无头者。

九、肛门痈（肛门周围脓疡）

肛门痈（肛门周围脓疡），由便秘、饮酒过度、痔疾等诱起。肛门周围燃红灼热，肿胀疼痛，大便坚结，小便赤涩，恶寒、热度增高，常陷于化脓，溃后更易遗留瘘管。

《疡科心得集》云：肛门生痈，每由于酒色中伤，湿浊不化，气不流行者多。其始发也，恶寒身热，绕肛而肿痛，燃红漫肿，大便坚结不通，小便亦艰。又云：亦有不成脓者，如通便后其肿痛仍然不减，绕肛成脓者为脏头毒。或左或右成脓者，为偷粪鼠。在两边出脓者，为肛门痈。此证溃脓后自热退身凉，痛止。倘或气血和谐，即可于十日之内收口矣，如延久不敛，每多成漏。

十、囊痈、子痈（睾丸炎、副睾丸炎）

淋疾性居多，每因用刺激性药注入尿道，或穿狭小短裤，压迫阴茎，步行或直立过久,均能诱发。其次为梅毒、结核、外伤及流行性腮腺炎(痄腮)之后发症。

因淋病而起之睾丸炎,发于淋病后三四周。起始寒热,囊侧睾丸疼痛,运动起立步行时尤甚,局部发赤肿胀,阴囊失皱襞而放光泽,灼热紧张,尿意频数。常于第二周诸症状消退,有时数周至一月遗留限局性硬结,少有化脓者。化脓性者,每起红肿剧痛,每在二星期内,陷于化脓。

陈远公[①]曰:此皆少年贪于酒色,忍精而斗,耐饥而交,或苟合有毒之妇,或斗精有疮之妓。所谓欲泄不泄,化为脓血,此即淋疾性之睾丸炎也。

又有脱囊,起时寒热交作,囊红睾肿,皮肤湿裂,隔日即黑,问日腐秽,不数日间,其囊尽脱,睾丸外悬,势若险重。其实不妨,皆由湿热下流所致,此实一种坏疽性也。

十一、骑马痈(前列腺脓疡)

骑马痈(前列腺脓疡),多属淋疾性,而为白浊之合并症,急性者,感染后三四周,会阴部及肛门内疼,尿意频数及排尿终时疼痛及出血。由肛门内以指察之,呈腺肿大而有压痛,甚者恶寒发热而化脓,破溃后多遗瘘管。慢性症不甚显明,惟尿意频数,小便后觉痛,会阴部及肛门部有异常感。

《外科秘录》云:骑马痈,皆由少年人不保重,或串花街柳巷,或贪倚翠偎红,忍精而战,耐饥而守,或将泄而提其气,或已走而再返其阳,或人方泄精。未经洗净与交合,皆足以生此恶毒也。其说亦同。

《外科心法》曰:骑马痈,亦名骗马坠,生于肾囊之傍,大腿根里侧,股缝夹空中,由肝肾湿火结滞而成。

十二、马口痈(阴门炎)

马口痈(阴门炎),由阴部不洁,房事过度,外伤、手淫、白浊、阴道脓漏、糖尿病等,小儿多因腺病及蛲虫。

---

① 陈远公(1627—1707):陈士铎,字敬之,号远公,浙江山阴(今属浙江绍兴)人,清初医家,著述颇多,其代表作有《辨证录》(1687)、《石室秘录》等。

阴唇发疹,黏膜肿胀潮红,瘙痒疼痛,破溃后排泄黏液脓汁。

十三、内痈

(一)肺痈(肺坏疽 肺脓疡)

肺痈一症,西医更别之曰肺坏疽及肺脓疡。大抵因腐败气管支炎、肺炎、外伤等而诱起。肺脏内侵入链球菌,遂发化脓性或纤维素性渗出物,饮酒者尤易犯之。

肺坏疽,咳嗽咯痰,呼吸时,有不可忍之败肉样恶臭,痰呈稀薄流动,污秽,黄褐色,或灰绿色,且含有肺组织及血液。肺脓疡则为脓痰。并发肋膜炎,咳嗽时,胸胁牵引疼痛,皮肤甲错,不能着卧,脉搏频数,发热日晡尤甚,每陷衰弱而亡,间有腐坏肺动脉,大量咯血而死者。

喻嘉言[1]曰:肺痈者,肺气壅而不通也。又曰肺痈,由五脏蕴崇之火,与胃中停蓄之热,上乘乎肺,肺受火热熏灼。即血为之凝,血凝则痰为之里,乃至咳声频并,口中辟辟燥咳。即胸中隐隐痛,浊痰如胶,发热畏寒,日晡尤甚,面红鼻燥,胸生甲错(中略)迨至血化为脓,肺叶朽坏,倾囊吐出,始识其证,十死不救,嗟无及矣。间有痈小气壮,胃强善食,其脓不从口出,或顺趋肛门,或旁穿胁肋,仍可得生,然不过十中二三耳。

冯鲁瞻曰:先吐血而后吐脓,胸中甲错,或遍热烙手,喜偏侧于右睡,而不能左卧,左卧则喘急不安。其痰似脓血腥臭,以水验之,则沉而不浮,如米粥者难治。

(二)心痈(心囊炎)

王肯堂曰:心痈始发,巨关穴隐痛微肿,令人寒热心痛,头面色赤,口渴随饮随干,由心火炽甚,更兼酷热嗜饮而成。

心痈似即心囊炎,此症特发者甚少,常续发于一切传染病后。或邻近之炎症波及,心脏外面之纤维浆液膜发炎,心部隐痛,心囊部略膨大,心悸亢进,胸内苦闷,发热恶寒,脉搏增加等。

---

① 喻嘉言(1585—1664):本名喻昌,字嘉言,江西南昌新建人。与张路玉、吴谦齐名,号称"清初三大名医"。著有《寓意草》《医门法律》等著作。

（三）肝痈（肝脓疡）

朱丹溪曰：肝痈始发，期门穴必隐痛微肿，令人两脚胀满，胁痛，侧卧则惊，便溺艰难，由愤营气逆而成，殆即肝脓疡症。

因脓毒症、肠溃疡、阿米巴痢、外伤、化脓性门脉炎等而起。肝肿大而压痛，其痛向肩骭部放散，呈间歇热样，恶寒发热，甚致引起呕吐、呃逆等腹膜刺激症。

十四、小肠痈（盲肠炎　蚓突炎）

小肠痈症即盲肠炎，又曰蚓突炎。主因为蚓突内异物刺激，有宿便，酿脓菌大肠菌之侵入，或近旁炎症波及，在右肠骨窝部，顿发剧痛肿胀，渐波及于下方，恶寒，体温增加，呕吐便秘，右腹部膨满拒按，知觉过敏，常续起泛发性膜炎而死亡。

陈实功曰：肠痈初起，发热恶寒，脉芤而数，皮毛错综腹急渐肿，按之急痛，大便坠重，小便涩滞若淋，甚者脐突腹胀，皆由湿热瘀血，流入小肠而成痈也。

又曰：男子暴急奔走，以致肠胃传送不能舒利，败血浊气壅过而成。妇人产后，体虚多卧，未经起坐而成，妇人坐草①艰难，用力太过而成。妇人分娩后，失逐瘀血，以致败血停积肠胃结滞而成，饥饱劳伤，担负重物，致伤脾胃而成，醉饱房劳，过伤精力或生冷并进，以致气血乖违，湿动痰生，多致肠胃痞塞，运化不通，气血凝滞，皆能致之。凡此种种，均为其诱因也。

十五、疽（痈疽）

疽之一症，西医混称之曰痈疽。其主因为黄色或白色化脓性葡萄状球菌，窜入毛囊及皮脂腺内，惟较疖肿，更易向周围蔓延。换言之，疽者，实为密接丛生之疖肿团。其症患部宛如节状，好发于项部（对口）、背部（发背及搭手）、臀部（臀疽）真皮及皮下组织，肿起硬结，脓栓散在，呈蜂窠状，发剧

---

① 坐草：即指分娩。

痛,发热违和,在健体虽不得谓为险症。但因而并发广大蜂窠织炎者为数不少,皮肤及深部坏死,疮面暗黑,静脉血塞等,可以全身传染,即中医所谓内陷而死亡(详下节脓毒症)。尤以糖尿病性,每起剧烈之坏疽性破坏而致命。最可危者,项部痈疽(落头疽)往往蔓延至头盖肿内,忽焉致死。

中医学说谓疽者,沮也。气血为毒所阻滞不行,其发较缓,难溃难敛,大抵因忧郁、恼怒、思虑、恣欲而起,多见于老年人,此乃其主要之诱因也。更以其发生部位而异其名称,且对于治疗经验上甚有见地,爰分别述之。

(一) 对口

又名脑疽。高锦庭曰:顺症对口初起,形如麻豆微寒身热,渐渐加大,七日成形,根盘红肿,顶突宽松,面色油红,大便坚实,是火热为患易愈。

逆症初起,形神俱泯,疡不高肿,根盘平塌,散漫不收,过候不透,脓稀不腐,乃正气内亏,抵抗力薄弱,不能使毒外泄,而显陷里之象(全身传染)者难治。

又曰:顺症七日成形,二候①成脓,三候腐脱,四候生肌,身热渐退,脾胃醒复,四十日收功,逆症危险不过三候。

(二) 发背

《疡科心得集》云:大抵发背之证,其名虽多,总不越乎阴阳二证。其感于六淫之邪而发者为阳症。初起或一头或二头,数日后或大如手掌,或大如碗面,焮赤肿高,疼痛发热,烦渴不宁,势若甚重,其脉洪数有力,能进饮食,俟脓一溃,诸证悉安,此指其良性者而言。其感于七情而发者(精神上受刺激)为阴证,或曰于郁怒忧思,或由于房劳过度,或由于膏粱厚味,醇酒炙搏,丹石热毒。其人平素阴精消涸,火毒内生,结聚酿成大患。初起一头如粟,根盘散漫,不甚焮痛,色不红活,紫滞无神,脉微细而无力,饮食不进,止觉闷痛,烦燥大渴,便闭睡语,咬牙,四五日间,疮头不计其数,形如莲蓬,故名莲蓬发,或蜂窠疽。若见中间一头独大,四边出无数小头者,即名百鸟朝王。疮口各含黄浊,而积日不溃,按之流血,至八九日,其头成片,所含之物俱出,

---

① 候:指疾病病情的变化。

通结一衣，揭去又结，其浮面共烂为一疮，肉虽腐而不脱，其脓内攻，其色黑黯，此元气大虚，而为内陷之证（脓毒症）。必致神昏痉厥，手足逆冷，腹痛泄泻，而不可救矣，此指其恶性者而言也。

（三）搭手

搭手者，因患者以手搭之，上中下俱能搭着故名，此证亦有阴阳之别。阳证形高而肿起，阴证形低而陷下。阳症色红，阴证色滞。阳症初起必痛，阴症初起必痒。阳证溃烂多脓，阴症溃烂多血。阳证由于外感，阴证由于内伤。其说亦复类同。

十六、内陷（脓毒症）

疽之内陷为外科医最感棘手之事，所谓内陷，是即西医所称之脓毒症。考脓毒症者，又称转移性化脓性全身传染，揆其要因，盖葡萄状球菌或链球菌，皆能自原病灶（指疮口）生转移性脓疡于诸脏器，细菌自脓灶窜入血中或淋巴。如菌数无多，则自归消灭。若菌数多者，血中无力抵抗，转移于他脏器，倘该器官抵抗力薄弱，细菌即沉着而发病。

其症局所炎症增进，次则恶寒发热，其热型为稽留性或弛张性，待病机成熟，剧烈恶寒，体温升腾，呈间歇性热型，且无一定。盖以脓灶蓄积之细菌及产物，一时泛滥于血中，则发高热，及至毒物化为无害，或排泄体外，随即解热。故细菌及其产物，若源源不绝，输入血中，或血中抗毒素消尽之际，则热度稽留，未几忽暂下降，旋复上升，一如疟疾，日轻夜重，是谓间歇的稽留热。概括言之，脓出而热而退者，不吉。

此外全身违和，食欲缺如，恶心呕吐，舌苔干燥，烦渴发汗，四肢疼痛，头痛剧烈，精神朦胧，或发谵语，是七恶逆款也。及至末期则剧甚下痢，此乃脓灶及黏膜所排出之毒素，转移而起肠炎也。外疽后期见便泄者不治，所言甚是，吾等经验上常遭遇之。

脓毒症能生转移脓疡于诸脏器，其见证尤为复杂。如转移至肺则发肺炎或肺坏疽，呼吸促迫，咯痰混有脓血。转移至肾，则起肾炎。转移至脑及脑膜而起麻痹或刺激症状。转移至血行器，则起心悸亢进。

此时局部创面,外观脓汁及分泌减少,肉芽弛缓苍白,或变成实夫的里性,所谓虚陷是也。兹更据先贤"疽有三陷变局之说"以证之。

《疡科心得集·脑疽篇》云:火陷者,气不能引血外腐成脓,大毒反陷入营(脓毒兼败血症),渐至神迷发痉发厥(此即脓毒转移至脑及脑膜)。

干陷者,脓腐未透,营卫已伤,根盘紫滞,头顶干枯、渐致神识不爽,内闭外脱之象。

虚陷者,脓腐虽脱,新肉不生,状如镜面,光白板亮(实夫的里性),脾气不复,恶谷日减,形神俱削,渐有胀痛便泄(转移而起之肠炎),寒热宛似损怯,皆不治之症也。

再则云,外症虽有一定之形,而毒气流行亦无定位(转移性)。故毒入于心(实为脑)则昏迷,入于肝则痉厥(指神经),入于脾则腹疼胀(指消化器及腹膜炎),入于肺则喘嗽,入于肾则目暗手足冷。入于六腑,亦皆各有变端,兼症多端,七恶叠见,其说殊契合也。

十七、脱疽(血栓性坏疽)

陈远公论脱疽曰:人身之气盛则周流于上下,毒断不聚于一处。惟气血大亏,不能遍行经络,而火毒恶邪,乃固强于骨节之际。脱疽之生,乃即气血之亏,不能周流之故。

《心法》曰:脱疽多生足指之间,手指生者间或有之。盖手足十指乃脏腑枝干,未发疽之先,烦躁发热,颇类消渴,日久始发。此患初生如粟,黄泡一点,皮色紫黯,犹如煮熟红枣,黑气漫延,腐烂延开,五指相传,甚则攻于脚面,痛如汤泼火燃,其臭气虽异香难解。

陈远公曰:有足指头忽先发痒,已而作痛,指甲黑色。第二日足指俱黑,三日足面俱黑,黑至筋骨即死。

考脱疽即西医所称之血栓性坏疽,因心脏之左心室或大循环动脉系统所生之血栓,分离后嵌留于股动脉、膝腘动脉、肠骨脉之分歧部。血栓之生于动脉系统内者,由于动脉硬化、梅毒、化脓性动脉炎、动脉瘤、动脉挫伤等,与陈远公说有相似之处。其症病肢忽呈郁血状态,或苍白色,触之厥冷而生水疱,知觉钝麻而疼痛剧烈,患肢不能运动。如无副枝血行,则患肢尖端全部坏死,俟数日或数周后,生分界线而坏疽停止。如分界线未生以前,吸收腐败物于血液中,则以全身传染而死。

（《国医导报》1940 年第二卷第四期）

痈疽阴阳辨论

乔尚谦①

肿疡一症,有阴阳虚实、脏腑寒热之不同。西医治法多重手术,其治疗之敏捷,器械之洁净,诚非中医所能及。然以之治实症,多获全愈。以之治虚症,往往坏事。且笼统施治,概不分脏腑、阴阳、部位、症候之险恶,此其缺点也。中国之论外科,其大纲有二,曰痈、曰疽。痈属阳症,疽属阴症。痈根浅,疽根深。痈多属腑,疽多属脏。又须考其经络,明其部位。某属少阳,某属少阴,确切不移,对症施药,故其收效,与西医有未可同日语者。又中医外科,最重升降五色灵药,其原因当出于方士之丹灶炉火。然果包炼得法,其呼脓排毒去腐生肌,真不异济世之仙丹。吾尝思之,苟取西人灭(秒虫)解剖各种手术,更济以中医按部审病对症施药之方法,其效果当更有可观者。

肿疡分痈疽两种,此我国外科辨症最要关键。而西医笼统施治,此不能不感其缺憾者也。所以治寻常壮实之人,往往见效,此当缘毒根浅之痈类,自然易治。一遇根深蒂固之大症,如石疽附骨类,便无所措手。此固屡经品验,非愚凿空议论,妄讥新法也。按痈疽之辨,凡中国外科,无不以此立论。而辨痈疽之法,其立论最详明,施治最妥善者,尤推王洪绪之《外科证治全生集》。其辨痈曰:初起焮肿高大而色红是为痈。其辨疽曰:初起平塌漫肿无头而色白是为疽。痈则用醒消一品或仙方活命饮为对症,疽则用阳和丸、阳和汤或与小金丹、犀黄丸等间服,其治法截然两种,不容稍混者也。此我国

---

① 乔尚谦:山西近代名医,生卒年月不详。

治痈疽之大法也。惟徐灵台独云：白色亦有不尽为疽者。此诚老先生有得之言，临症者不可不细加审察也。以愚多年阅历，发于颐颏间，发于腋间，发于大髀夹间，往往色白漫肿。似是所谓疽者，而实非疽。缘此种部位，皆筋络会萃之处，系因外感留邪，而其人适运动，于此处著力，便易发肿，此不可不知也。余一亲戚商于西安，颐颏间偶然发肿，使服仙方活命或王洪绪之醒消一品，原可一药而愈，乃误为看《外科证治全生集》者，教服阳和汤四五十剂，及回家已成不治之症。又余大髀夹间，幼年时曾起本色横条一块，俗名黄瓜疮。适文水一外科老医，为余向肿处用银针斜刺一针不出血，刺后数日即消。使果阴疽，岂能刺之而消乎！又余乡间一苦力，因夜间守渠堤，遇暴风急雨，颐颏间发肿白色，漫肿无头，医生偶用热药，症便反覆。余为教服醒消丸，亦不对症。后用仙方活命，重用银花始获效。此皆余亲身阅历，又乌可执一说便谓无误也。

（《医学杂志》1925年第二十七册）

痈疽部位论

杨复初

　　痈疽之生，无论是痈是疽，阳症阴症，皆因气血之阻隔。半由于火盛成毒，半由于寒极成毒，火寒均能阻隔经络，以致血脉不能流通而成。未成之时，若皮先发热，此痈之现象。似有形似无形，急宜清凉解之，外敷清热解毒药，内服清解下泻药。如已有形，红肿而顶尖耸者，仍可消散，急以大剂清解药挽之，尚可望消散，不至出头之虞。若皮先木麻，不热不痛，疽之现象，似恶寒，非恶寒，似发热，非发热。如疟疾形，急宜温热解之，外敷阳和解凝膏，内服温化逐瘀药。如已骨痛，先木麻，而后疼痛者，仍可大剂温解，而挽救之，尚可望消散，不至有出头之患。痈疽之发，虽部位不同，名称各异，其治法，亦因其症之变迁为转移。名虽有上部、中部、下部之分，必审明是痈是疽，宜分清是阴是阳，认定为虚为实，治无不应，应无不效耳。至溃后而始施治,亦已晚矣,又何论部位之同不同。如毒发头顶,有百会疽、发疽、脑疽、佛顶疽、额疽、勇疽之名。脑后,有脑后疽、耳后疽、玉枕疽、鱼尾疽、上石疽、对口、发际疽、夭疽之称。毒发面部,则有颧疽、颧疔、痄腮、颊疽、骨槽风、时毒、眉心疽、眉心疔、龙泉疽、虎髭疽、唇疔。生于背,则有手搭,上、中、下、搭背、黄瓜痈、莲子发、蜂窝发之名。生于腰,则有腰痈、腰疽、中石疽之名。生于眼,则有眼丹、眼疔之称。生于鼻,则有鼻疽、鼻疔、鼻渊、鼻挺之名。生于耳,则有耳痔、耳挺之名。生于口,则有口糜、唇疔、锁口疔、唇疽之称。生于齿舌,则有牙龃、牙痈、牙疔之别。生于喉,则有喉疽、喉疳之名。生于胸乳,则有膻中疽、井泉疽、蜂窝疽、乳痈、乳疽、乳发、乳岩之分。生于腹,则有腹痈、脐痈、少腹疽之名。生于腋肋,则有腋痈、腋疽、胁痈、肋疽之名。生于手臂,则有蛇头疔、蛇眼疔、蛇背疔、蛀节疔、虎口疽、掌心毒、臂痈、穿骨疽之分。生于下部,则有阴疽、横痃、疳疮、悬痈、囊痈、子痈、跨马、坐马痈、上马下马痈、脏毒、海底痈、涌泉疽、痔漏之别。生于膝肢,则有鹤膝、下石疽、膝痈、人面疮、委中毒、上水鱼、附骨疽、咬骨疽、环跳、肛门、箕门痈之别。生于颈足,则有三里、臁疮、内踝、外踝疽、足发、甲疽、脱足疽之名。诸名由部位以称。治法凭红白而施,初起色红,虽已溃,仍以治痈之药治之,初起色白,虽久溃,亦可以治疽之药施之。痈疽之发,无论初起久溃,宜确有把握,不可紊乱,不可颠倒,分别清楚而施,治无不效,亦可转逆为顺。留心于外科,宜慎之审之。

(《国医公报》1925 年第二卷第九期)

痈 疽 别 治 论

王树森

人本阴阳以生,气血周而不息,脏腑失和,气滞而血凝,郁结即成痈疽。夫痈疽之原有五,一天行时气,二七情内郁,三体虚外感,四身热搏于风冷,五食炙煿饮药酒服丹石。以上五种,总之不出乎内因、外因、不内外因之三要也。而王洪绪《证治全生》，别具只眼，示人痈生六腑而属阳，发于肌肉，红肿高大而痛，疽生五脏而属阴。发于筋骨，不红漫肿不痛。治痈以醒消丸类，消肿止痛为主剂，疗疽以阳和汤类，散坚解凝以回阳，察色辨脉，痈疽治法，由是截然两途矣。然考近年以来，患阴疽者甚夥，各医仍按痈治，不明五善七恶，妄施针药，危证百出，死亡迭见，指不胜屈矣。夫以阴疽而按阳痈疗治者，犹如伤寒在表而清其里也。余去春曾治张姓女，年十二岁，膝上肿如鸡卵，坚硬如石，皮现青筋，常作抽痛，已经数医诊治，无如皆作痈疗，积延数月渐大如升。经友人滕君邀余诊治，问可消否？余视曰：此石疽也，初则可消，今青筋已现，内作黄浆，而且时有抽痛，是脓已成矣。余外用商陆捣敷患处，内以阳合汤温化其坚，不数日抽痛自止，而疽已软矣，乃刺去其脓，用大剂温补药，外以生肌散敷，阳和膏贴露其孔，以布绑之。又旬日，脓稠肌长而痊愈矣。误疽为痈其害如此，可不慎欤！必须久有经验，临症庶不误也。

（《国医正言》1934 年第二期）

毒 痈 之 研 究

何佩瑜[①]

一、绪言

毒痈之为害，伤人甚烈。十年前，英国首先举行研究，欲得有效之治法，藉保人民之健康。最近英二王子提议，全国举行有组织之募捐。日前港督贝璐爵士，曾接英京训令，于英国国庆，在港首次卖花筹款。并敦请本港西医胡惠德医生等，在播音台演讲，使居民知毒痈伤人之可畏，有共起研究之必要，及明了筹款研究之意义。以上所传，经见五月廿三日本港各报。吾人得聆胡医生伟论，藉增知识，诚非浅鲜。按胡医生说，毒痈名词，在英文译音原名"奸洒"，是由拉丁文转译得来。其意是指一只蟹，因其侵蚀人身，如蟹

---

① 何佩瑜：香港近代名中医，参与筹备创办香港中华国医学会。

抓地,故云(如此解说系言毒痈之形状,而病理医理未详)。又按胡医生说,近日发明治疗毒痈,最有效者当推"镭电"。惟此物极为珍贵,每一英厘值英金一千磅,即港银一万元。医治一痈,每次需用"镭电"最低限度要五十克,约伸港银万余元,此等惊人数字,几令闻者舌挢不能下。富有之家,偶生一痈,已足破产。普通人类,何处得此"镭电"费,惟有束手待整而已。及细按胡医生所说,毒痈是一种毒瘤,平常人称之曰痈疽,在科学医家名之曰癌(按中医早有乳癌之名)。胡医生又曰,毒痈在人身中,吸去血液及营养物,而代以一种无用细胞,可由淋巴及血管分散体内各部,而代以癌细胞,此症发生之普通部位。在香港及中国内地,多患在子宫、乳房、咽喉、鼻唇舌、胃肠肝等部。又历言各痈之情态,核与中医书籍所言痈疽完全无异。令人谈虎色变之毒痈,究其实即中医所言之痈疽,则我中国医学四千余年以前早有发明,且久著成效。吾人在学术团体,固常有讨论。而在医院服务,对于治疗痈疽,亦得到不少之经验。当此举世震骇于毒痈剧烈时期,我先医既有所发明,何妨表而出之,以供世界之研究,此固吾人应有之天职,应尽之义务也。考痈疽疾患,最先发明者为黄帝《灵枢经》,其痈疽论一篇,对于病因症状言之綦详。其次则王洪绪《外科证治全生集》,痈疽分治,亦至明显。今将二书所言,摘其大要,参以诸家有效治法,分为病因、症状、治法、方剂四大端,略言其理。夫中国医书,浩如渊海,搜集悉数,更仆难终。亦曰提举其要,以供研究而已,尚望高明起而赐教。

二、病因、症状、治法、方剂

(一)痈疽之病因

《灵枢·痈疽论》,岐伯曰:夫血脉营卫,周流不休,寒邪客于经络之中,则血泣(音涩)。血泣则不通,不通则卫气归之不得复反,故痈肿。寒气化为热,热胜则腐肉,肉腐则为脓。脓不泻则烂筋,筋烂则伤骨,骨伤则髓消。又曰:血枯空虚,则筋骨肌肉不相荣,经脉败漏,熏于五脏。脏伤故死矣。以上所言,指痈疽之病因,由于寒邪入于经络,气血涩滞不通,故壅塞而肿。痈者,壅也,故名曰痈。寒邪久郁则化为热,腐肉成脓,烂筋伤骨,以致筋骨肌肉不相荣耀,则气血为之消沮矣。疽者,沮也,故名曰疽。《灵枢》之言痈疽,系分新久而言。初起时,邪气盛则实,是为痈。日久后,正气夺则虚,是为疽。然亦有禀赋虚衰,气血薄弱,寒邪侵入,不能化热,冰凝经络,将淋巴液体结聚成痰。元气为之消沉,血液被其侵蚀,一起而为疽者。是以王洪绪《证治全生集》变通《灵枢》之说,而以实热(即气血充实寒邪化热)为痈,虚寒(即气血虚衰寒邪凝结)为疽。其言曰:红肿称痈,痈发六腑。白陷称疽,疽发五脏。此为辨别痈疽之大眼目。其指痈属腑疽属脏者,亦以壮盛之人。气血无亏,五脏之机能不损。只因过食膏粱厚味,六腑之消化不良,故酿成热壅之痈。孱弱之辈,气血不足,抗病之机能薄弱,寒邪偶中,即穿经入脏,故结为寒凝之疽,其理固甚明也。

(二)痈疽之症状

《灵枢》浑言痈疽之名称,而详举痈疽之部位。岐伯曰:痈发于嗌中,名曰猛疽。不治化为脓,脓不泻,塞咽半日死(此指毒痈发于咽喉者)。发于颈名夭疽,其痈大以赤黑,不急治,则热气下入渊腋。前伤任脉,内熏肝肺,十余日而死矣。阳留大发(留同瘤),消脑留项(言消烁脑髓而留于后项),名曰脑烁。其色不乐,项痛如刺以针,烦心者死不可治。发于肩及臑,名疵痈,其状赤黑,令人汗出至足,不害五脏。发于腋下,赤坚者名米疽,坚而不溃者名马刀挟瘿。发于胸,名井疽,状如大豆,不早治,下入腹,七日死。发于膺(乳下),名甘疽,色青,状如谷实括蒌,常苦寒热。发于胁,名败疵,败疵者女子之病也。灸之,其中乃有生肉大如赤小豆。发于股胫,名股胫疽,其状不甚变,而痈脓搏骨,不急治,三十日死。发于尻,名锐疽,其状赤坚而大,不急治,三十日死。发于股阴,名赤施,不急治,六十日死。发于膝,亦名疵痈,其状大,色不变,发寒热,坚如石勿石之,石之者死。须俟其柔,石之则生(石之者以砭石治之也)。发于胫,名兔啮,其状赤至骨,急治之,不治害人也。发于内踝,名走缓,色不变,数石其输,而止其寒热,不死(言数以砭石治其经输也)。发于足上下,名四淫,其状大痈,不急治,百日死。发于足旁,名厉痈,状不大,初起如小指,急治之,去其黑者,不消,百日死。发于足指,名脱痈,其状赤黑,死不治。不赤黑者不死,急斩之,否则死矣(中医治痈疽,惟脱痈须割去足趾,余多不用割)。又曰:痈之皮薄而色泽,疽之皮坚而色夭。此《灵枢》言痈疽症状之大略也。王洪绪言症状与《灵枢》略有出入,然亦不出《灵枢》之范围。而其认定红肿实热为痈,白陷虚寒为疽,则其言尤为简括。

(三)痈疽之治法

《灵枢》论治痈疽,甚为简略。如治猛疽,则合豕膏冷食。大抵取其咸寒胜热,润滑去燥。治米疽,则治以砭石,涂以豕膏,亦欲溃坚润燥而已。治败疵,外用火灸,内服连翘草根,及厚衣坐釜上令汗出,其余略而不详。《灵枢》年代过远,简篇当有遗漏。王洪绪论治,较为详透。既以红肿为痈,又以按之陷而不即高,顶虽温而不甚热,为脓尚未成,按之随指而起。顶已软而热甚,为脓已满足。无脓宜消散,有脓当攻托,谓醒消丸立能消肿止疼。既以白陷为疽,复认定为气血俱虚、寒痰凝结所致,谓初起寒邪乍结,宜阳和汤温通经络,解散寒凝。已溃阴血干枯,宜滋阴品增厚脓浆,培养血液。又谓未出脓前,痈有火毒,当清除火毒,疽有寒痰,当温散寒痰。既出脓后,痈有热毒未尽,托而清之,疽有寒凝未解,温以行之。又谓既患疽寒,酷暑仍宜温暖,如生痈热,严冬犹喜寒凉。全凭活法圆机,不离寒热虚实。此先医治痈疽之大略也。

(四)痈疽疗治之方剂

《灵枢》以冷豕膏治咽喉猛疽,砭石治腋下米疽,火灸及服连翘草根治胁下疵痈,已如上述。至于《证治全生集》,治热痈用醒消丸,治寒疽用阳和汤,治乳癌用阳和汤再加土贝母,治肺疽用甘桔汤继以犀黄丸,缕析条分,笔难尽述。至于汉仲景,疗治毒痈,尤有专长。夫痈之毒者,当以肠痈、肺痈为最烈。仲景《金匮》治肠痈,脓未成,以大黄牡丹汤下之,脓已成,治之以薏苡附子败酱散。治肺痈,脓未成,以葶苈大枣泻肺汤攻其未集,脓已成,取桔梗汤开结排脓。其后孙思邈《千金方》,复创苇茎汤,以辅桔梗汤之不逮。王焘《外台秘要》,又立桔梗白散,为继葶苈汤之雄师。历代先医,对于可怖之毒痈,皆能各出心裁,从容不迫,而奏奇效。即如后贤所制仙方活命饮,统治痈疽初起;托里溃坚汤,以治虚难出脓,皆成效昭著,并非模糊影响之谈。此又痈疽方剂之大概也。

(《医界春秋》1934年第九十一期)

疽

沈宗吴[①]

【原因】系一种化脓性葡萄状球菌，间或链球菌，每由痱与热瘭，及抓破之损伤口，传入而起。

【症状】本症最多发于项后、背、臀及面部。初起小如瘖粒微痒，渐四围红肿，坚硬。其势甚者，恶寒发热，异常疼痛，疮顶耸起，或现白头或否，穿破后四围依然坚硬而红，疮顶稍形软化，成蜂窝样，按之脓液齐从孔出。经过约十日至十五日，取出脓头后，诸症逐渐消退。

【主证】疮顶高肿，四围坚红。穿溃后，头如蜂窝，现无数细孔。

【预后】有脓者，良。无脓，而漫肿不止。麻木不知疼痛者，不良。

【疗法】

1. 手术　初起即宜将疮头挑破，成十字形者尤佳，每次换药，需要重按四围，以排挤脓汁。宜以有钩钳钳取疮孔脓头，以达速愈目的。

2. 外敷

（1）疔疽散：此方不论疔疽，提毒甚效。活磁石（先研极细）一两，腰黄四钱，麝香一钱，冰片二分（另研后入），共研极细末。

（2）大提脓散：治一切溃疡，提毒之力甚大。石膏（尿浸漂净，煅，水飞）十两，大升一两，红升一两，黄升八钱，轻粉一两，纬丹四钱。先将升药研细，然后共入同研极细。

（3）三成丹：提脓生肌，疔脚已出者，用以收口。石膏（尿浸，煅，水飞）十两，白升三两，共研极细。

（4）金黄散：治一切疡症。焮红高肿，未成脓者，能消。已成脓者，涂敷四围，能束根脚。用白密茶汁调涂，如三枚铜币厚，以腊纸盖贴，然后包扎，

---

① 沈宗吴：江苏吴江（今属苏州）人，早期跟师舜湖王氏，学习外科，1931 年秋入读上海国医学院。

每三小时润上茶汁一次。川黄柏八两,广姜黄八两,生大黄八两,广陈皮三两,生甘草二两,香白芷八两,南花十六两,苍术三两,川朴三两,共研极细。

3. 内服

(1) 荆防败毒散:此方治一切痈疽,憎寒壮热,发汗剂也。荆芥、防风、羌独活、柴胡、前胡、桔梗、川芎、炒枳壳、茯苓各一钱,人参、甘草各五分,煎服。

(2) 脑疽方:退热解毒,止痛排脓。牛蒡子、防风、连翘壳、蝉蜕、归尾、川芎、赤白芍各一钱五分,甘草节、贝母各三钱,蒲公英二钱,桔梗一钱半,乳没(去油)各七分,煎服。

(3) 内疏黄连汤:治痈疽,热毒在里,肿硬麻木,神昏,发热,烦躁,呕吐,口渴,饮冷,二便秘涩。黄连(酒炒)一钱,炒山栀一钱,黄芩一钱,归身一钱(按不如用归尾),桔梗一钱,大黄一钱,槟榔一钱,木香一钱,芍药一钱,连翘一钱,薄荷一钱,甘草五分,煎服。

(4) 蟾酥丸:治一切疔疽痈毒。麻木不痛,身热呕吐,甚至皆现象。每服三丸,开水送下,盖被微汗为佳。重者再服三丸。蟾酥(酒化)、雄黄各二钱,麝香、没药、枯矾、轻粉、寒水石(煅)、胆矾、铜绿、乳香各一钱,朱砂三钱,蜗牛廿一个。

先将蜗牛研烂,再入蟾酥同研。余药研细后,共入捣之极匀。成丸如绿豆大。

[附论] 疽之与疔,小异而大同。初起细瘰,四围坚肿,不过疽易见脓,而少危险。其特异之处,即溃后疮顶,往往多孔,形如蜂窝之样也。最著者,名脑疽,即俗称对口及落头疽也。生于颈后,准对口腔,或生偏旁。每逢肥胖项肉发达之人,辄易造成广大腐势,甚者烂见筋肉,以致头不能动,此落头疽名称所由来也。又如发背与搭手,其起发以至穿溃之症象,不过其症较大,实为疽之同类而异名者也。余如生于臀部之臀疽、腹部之腹疽等,虽少恶性,总以有脓与坚肿之范围不扩大为良。若疮眼无脓,坚脓范围,日渐扩大,菌毒漫延,皮下蜂窝组织,以致引起全身或脑部之中毒,而遭致死亡之转归。惟究属少呢!

(《新中医刊》1939 年第十二期)

民国时期"痈""疽"连用的情况常见。痈者,壅也,是指气血被邪毒壅聚而发生的化脓性疾病。本书收录内容偏于外痈,指发生于体表皮肉之间的急性化脓性疾病,相当于西医学的皮肤浅表脓肿、急性化脓性淋巴结炎等。其特点是局部光软无头,红肿疼痛(少数初起皮色不变),结块范围略大,发病迅速,易肿、易脓、易溃、易敛,或伴有恶寒、发热、口渴等全身症状,一般不会损伤筋骨,也不易造成内陷。通常痈发无定处,随处可生。因发病部位不同而名称繁多。另外,在古代文献中,疽与发常并见,疽分有头、无头,此处不涉及无头疽。有头疽指发生于肌肤间的急性化脓性疾病。其临床特点是初起皮肤上即有粟粒样脓头,焮热红肿胀痛,迅速向深部及周围扩散,脓头相继增多,溃烂后状如莲蓬、蜂窝,范围大。好发于项后、背部等皮肤厚韧之处,多见于中老年人及消渴病患者,并容易发生内陷。病相当于西医学的痈。

本节中《痈疽总论》一文对痈疽发病与用药做了全面的介绍。《外科新论痈疽篇》则系统介绍了痈疽的分类、中西医的病因、症状。在内容上,此篇所言痈疽包括了外痈和内痈。《痈疽阴阳辨论》《痈疽部位论》《痈疽别治论》三篇文章从中医理论的角度,阐述了痈疽寒热阴阳属性、部位特点以及治疗总则,可供参考。《毒痈之研究》一文指出了西医治疗费用昂贵,中医传统治疗不仅价廉,而且疗效突出。最后《疽》一文辨识了疽的区别,详细介绍了内服、外敷的传统医方。

总括而言,痈疽,自古为外科主要病症,西医痈疽不分,治法亦同,至今如是。中医外科则详审是痈是疽,民国诸外科家皆推崇王洪绪《外科证治全生集》之判证及治法"痈生六腑而属阳,发于肌肉,红肿高大而痛,疽生五脏而属阴,发于筋骨,不红漫肿不痛,治痈以醒消丸类,消肿止痛为主剂,疗疽以阳和汤类",此中义理已超当代中医教材之水平,对今之医者临证亦多有裨益。文章多家均提及糖尿病与痈疽的关系,足见当时医生之认识水平已然不低,中西医结合的功底相当扎实。最后谈一下何佩瑜先生的《毒痈之研究》，此文高屋建瓴，以《灵枢》为准绳，详谈痈疽症状治法及方剂，包括毒痈（即今之恶性肿瘤）"历代先医，对于可怖之毒痈，皆能各出心裁，从容不迫，而奏其效"，给后学以极大的信心。此外，文中提到"中医治痈疽，惟脱痈须割去足趾，余多不用割"，对此，笔者亦深有体会，曾治一脱疽患者，右足趾有发黑坏死，西医谓必须截肢至足以上方可，病家畏惧，经人介绍来本科就诊，经内服汤药，外敷玉红膏，配合本科之椒形药棉技术治疗，数月后足趾自然脱落，便割截之，右足得以保全。

发、流注、走黄与内陷

发背疮证治总论

吴香圃[①]

发背疮之名目不一,而治法亦有异,有上发背、中发背、下发背、通肝发背、通脾发背、通肺发背、肾俞发背、串心发背、莲子发背、蜂窠发背、两头发背、流注发背,总之在背后足太阳经之部位,即谓之发背疮也。初起用针甚宜,应针之穴,系至阴、通谷、束骨、昆仑、委中等穴,择而用之。又宜用蒜片贴疮顶加艾火灸法,如不疼灸至疼,如疼灸至不疼为止。无论阴阳表里,日数远近,但未成脓者,俱宜灸之。疮初起之时,状若伤寒,头痛烦渴,拘急恶寒,肢体疼痛,恶心呕吐,四肢沉重,恍惚闷乱,坐卧不宁,皮肤壮热,宜服保安万灵丹以发散之。若风热郁血毒肿,宜服神授卫生汤以宜消之,用如意金黄散外敷之。若坚硬疼痛不可忍者,宜服内消沃雪汤,外用真君妙贴散敷之。若肿硬发热作呕,大便秘涩,烦躁饮冷,哕呃心烦,舌干口苦,六脉沉实有力,宜内服黄连汤以利之。若脉象数紧,恶寒四肢拘急,内热口干,大小便秘,宜服双解复生散,表里兼攻之。若漫肿无头毒盛,宜服内消散,或醒消丸以消之。若已成未成之间,不恶寒,不便秘,但红肿高大有头焮痛,脉象洪大,宜服清热消风散和解之。若热甚焮赤而痛烦躁喜冷,宜服内固清心散,预防毒气攻心。若疮毒内攻,口干烦躁恶心呕吐,宜服护心散。外肿痛坚硬,背如负石,宜煮药筒以拔之,使毒从外

---

① 吴香圃:天津近代名中医,生卒年不详,曾是《国医正言》的编辑。

泄,或神灯照法以照之,使毒外出,继搽化腐紫霞膏,用绵纸盖膏药封之。若疮势已成,不得内消,恐毒气不能外出,必致内攻,宜服琥珀蜡矾丸,以护膜而护心,再续服托里消毒散,使脓浆易溃,腐肉易托。若已溃流脓,恐毒未尽,服排脓内托散。疮势疼痛不可忍,乃其将败之腐肉脓毒恶肉欲自脱下,或加乳香黄芪,或用猪蹄汤或葱汤洗之尤妙,敷生肌玉红膏,外用太乙膏盖之。若内脓已成而不穿破者,宜服透脓散。若表里热甚而口干大渴者,服竹叶黄芪汤,以滋养之。以上纯阳之症也。

疮至半月后,当腐溃成脓,届时而不作腐溃,疮势不高肿,脉象沉细身凉,宜服神功内托散温补之。总之根脚喜其红亮,顶头赤高,若根脚半收半散,色淡微红,疮势微肿,此系阴阳相等之症也。非用补托法疮必难起,其毒必易陷也。治之初宜托里消毒散,固其内,冲和膏敷其外。若逾十五日即宜神功内托散,而倍加参芪。及大脓将发,宜晨用参术膏,晚用十全大补汤,以峻补之,外用桑木灸法以助之。及正出脓之际,宜回元大成汤,接补真气,外用猪蹄汤,或葱汤淋洗之,敷生肌玉红膏,外加太乙膏盖之。至脓后宜重用人参养荣汤,倍参术加香附,后用八仙膏,及八味丸调理之。此系半阴半阳之症也。

疮若初起之时不疼不肿,不热不红,硬若牛皮,坚如顽石,平白塌陷,数月方溃,脉沉细身凉,肢体倦怠,皮如鳞甲,色似土朱,而顶多生孔,孔流血水,根脚平散,软陷无脓,此系纯阴之症也。急用回阳三建汤,服数剂疮便发热,渐作焮肿,复生疼痛,色渐润活,坚渐腐溃。如不然即属不治,外敷回阳玉龙膏,或神灯照法照之,此通治阴疽之大法也。然得其生者十中之三四耳。前文虽以发背立论,而治痈疽之要领,亦不外乎此矣。

(《国医正言》1935 年第十二期)

发 背 论

朱治吉

发背乃疽中大患,有上、中、下、骑梁、偏梁、跨梁之分。对心、发对、脐发、莲蓬发、蜂窠发,皆其别名也。由于心火妄动,或房劳过度,平素阴精消涸,邪毒内生。或消渴之后,或暑湿郁遏,结聚酿成巨证。初起一头或二头,数日后,大如手掌,形如碗面,焮赤肿高,疼痛发热,烦渴不宁,脉洪数有力,能进饮食。先以提托束肿法,更与琥珀蜡矾丸。俟大脓一溃,诸症悉安。否则仍古书金石发之旧例,治宗凉解,使毒内陷,此则误尽苍生之尤者。近贤丁甘仁尝谓,发背属太阳,忌投寒凉,颇得治疡正轨。至溃后,腐烂尺余,骇人耳目。若无恶款,则投补养之剂,肉最易生,效如反掌。苟根围散漫,不甚焮痛,色不红活,紫滞无神,其脉微细而无力,饮食不进,只觉闷痛烦燥,大渴便秘,睡语咬牙,四五日间,疮头不计其数,中头独大,即名百鸟朝凰,又名禽疽。楚汉时,范增亦生此症而死。疮色黑如猪肝,黄水隐隐,此元气大虚。而为穿透里膜之症,必致神昏痉厥,手足逆冷,腹痛泄泻而不可救矣。必于成功后,用参芪峻补正气,冀其引血成脓化毒外泄。再用精良拔毒药,掺于阳和膏外贴,俾内腐易脱,化否为泰,方得十全无憾。疡科枢要,补托是尚,慎勿坐失机宜,致症危势笃,束手待毙也。

1. 双料阳和膏(王洪绪)　每香油十斤,取新鲜大力子根叶梗三斤,活白凤仙梗四两,入油煎枯去渣。次日以川附、桂枝、大黄、当归、肉桂、官桂、草乌、川乌、地龙、僵蚕、赤芍、白芷、白蔹、白及各二两,川芎四两,续断、防风、荆芥、五灵脂、木香、香圆、陈皮各一两。再煎药枯滤渣,宿油冷见过斤两。每油一斤,加炒透黄丹七两搅和,文火慢熬,熬至滴水成珠为度。即以湿粗纸罨火,以油锅移放冷灶上。取乳香没药末各二两、苏合油四两、麝香一两,研细入膏搅和,半日后摊贴。

2. 九黄丹(丁甘仁)　雄黄、川贝、乳香、没药、月石各二钱,辰砂一钱,升丹三钱,冰片三分,煅石膏六钱,共研细末,腐肉上用。

3. 天仙丹(张山雷)　三仙大红升丹,须自炼者为佳二两,天仙子六两研极细,五虎拔毒丹一两,上梅片三钱。各研极细。掺遍疮口,以膏盖之,一日两换。不伤好肉,吸尽脓腐神效。

4. 国药(顾筱岩)　金黄散一两,麒麟竭末三钱,匀和白蜜搅枡。

又方,胡麻子末,清水调敷。

5. 发背膏（顾氏）　王三兴银朱、黄丹、血竭、儿茶、炙乳没、杭州靛粉、铜绿各四钱，同研极细，麻油调，摊贴。

6. 洗方（丁甘仁）　全当归二钱，生草节六分，石菖蒲二钱，蜂房窠二钱，鲜猪脚爪一枚，劈碎，煎汤洗之。

7. 海马崩毒法（高锦庭）　初起时，用热水自肘后洗至手六经起端处止。日洗数十遍，以泄热毒，务洗至指甲皮糁，方可住洗。盖三阳经俱属督脉经所领，洗至指甲皮糁者，俾热从根本而解也。

（《神州国医学报》1936 年第五卷第一期）

录临证笔记中一治验之莲蓬发背症

汤士彦[①]

　　余曩者受业于吾杭世医施容川夫子门下时，随同侍诊，就所闻见辄据管而记之，五载以还，汇订成轶政之。吾师承吾，芟讹正谬，并赐书四字曰《临证笔记》以授余，余敬领之。余视若拱璧什袭而藏诸箧中，值诊务有暇恒作浏览焉！

　　春风无赖，人软于绵，迎襟拂拂，熏然欲寐。因检蠹箧出所藏《临证笔记》，偎窗小立，凭栏把玩，既遣睡魔，复资温阅意，欣欣殊得也。即信手翻来谛视之，系疡科类所记者，乃一治验之莲蓬发背症也。朗诵一过，若有所触，一洄溯间恍惚犹尚能忆及，畴昔治该症时之情状。盖此症自吾师经治于始起，以迄于痊，可阅时凡三月。此三月中，余实备尝辛苦，如配药撚膏，猝见亢忙。吾师则尚为余谆谆道此症之颠末，及施治之概要，娓娓孜孜，不一而足至是。余亦于是深觉经验之不易言矣。

　　人事倥偬，技术游去，良师诲言，杳然不获，当得瞻仰云天，徒增惆怅而已。际此永昼无事，几明窗净，斗室徘徊，百无聊赖，因傍案据坐，濡笔录出，

---

　　① 汤士彦（1902—1977）：杭州名中医，曾担任《中国医药研究》月刊主编。

投诸《三三医报》以饷阅者,幸勿讥其文之谫陋,要亦有感而作也。达者其恕焉!爰录如次:

(一)病原

皇甫德源,杭县人也。业屠,年已而立,秉体颇丰硕,间有刘伶之癖①,量亦豪数,触可立尽。以故麴生、麦蘖皆伊缱绻挚友,终日恒沉湎其中,流连忘倦。有时饮亢则醉,鼾卧甓旁,一觉苏来,犹不释杯,醉里乾坤,壶中日月,固靡日不在醉乡优游也。又讵知此可怖之,莲蓬发背症胥于是,而种其因耶?意者口腹肆欲,漫无限制,醇酒厚味,食滞肠胃,湿热蓄积,脾阳失运。且郁久蒸发化火燥液,营卫相舛,酝酿为患。迨夫感天行之邪热,罹六气之亢燥,则未有不一触即发而成大痈者也。余于皇某谂②之谂矣,盖种因而得其果,理或不爽也。

(二)症状

当其见证之初,即增寒壮热,口渴身重,越日竟剧。试以法伦表径升至一〇四度之高,以致神昏谵语,烦躁渴甚,膊项难转,脊柱木痛,一可怖之,发背见其端矣。当诊察其患部,已凸耸如拳,视其根盘散漫,赤晕围绕越数方寸之宽。因讶其蕴毒之深,来势之猛,有如此哉!所幸秉赋尚足,犹可冀其溃泄。不然彼身赢屡弱者,膺斯吾其无能为力矣。

(三)施术

《经》曰:诸痛痒疮,皆属于心。又曰:营气不从,逆于肉里,乃生痈肿。又曰:膏粱之变,足生大疔……由此者而穷之,则可知脏腑受毒之根源,皮肤结疡之枝流矣。向使内无郁火蕴蓄于中,外少邪热侵袭于标,则肌肉融和,血液流邕,痈由何生?疡由何作耶?此诚施治之准绳,亦疗疡之妙谛也。兹者皇某见症三日,现象毕显,累累脓头已隐约可辨。按其脉则洪数有余,舌质边绛,苔黄腻而厚,尚是毒盛之象。乃拟《说约疡科》四妙汤加减与服(生黄芪五钱,全当归五钱,双宝花③五钱,生甘节二钱,茯苓三钱,天花粉三

---

① 刘伶之癖:喻嗜酒之徒。
② 谂:为规劝之意。
③ 双宝花:金银花之别名。

钱,炙甲片二钱,皂角针^①二钱,象山贝三钱,净连翘三钱),外敷以万应如意散(生军四两,川柏四两,白芷四两,天花粉八两,苍术一两二钱,川朴一两二钱,生南星一两二钱,生半夏一两二钱,生甘草一两二钱,赤小豆一两二钱),以浓黄菊花汁调和,涂四周。阅三日信,脓已得,乃停药,而奏刀圭。时吾师命余侍侧,助理检呈器械,配制药物,并预贮卡波立克一到二十之消水于淋壶中 LOTION ACID CARBOLIC 1-20,复涂浓焊醇液 PUR AC CARBOLIC,于月弓刀上,当头作十字形划之,得稠脓如膏者盈盆。吾师则两手频捺作挤脓状,余则高擎淋壶随于溃处,注入卡波立克消水(盖开刀时,行使卡波立克消水淋法,有消毒清炎并防止溃处蔓延诸功),有顷脓泄将尽乃止淋。掺以黄升丹少许,丹上复以碧玉散(漂石膏一两,黄升二钱,月石四钱,青黛五分)层撒之。盖以百分之五焊醇油膏,5% OINTMENT ACIDC ARBOLIC,另铺印度棉絮数层,以备吸脓。然后以布卷包扎之而毕。并为之逐日消毒濯换。内更与服神妙解毒汤(全当归三钱,紫丹参三钱,云苓三钱,连翘三钱,赤芍二钱,忍冬藤三钱,生甘草一钱,丹皮二钱,浙贝三钱)。旬日后视之,势已大杀。然脓头则数七成莲蓬形矣。盖十字形之刀口尚不能尽泄其毒,惟凸势已平,神色亦愉,化险为夷。正窃喜施治之得手,孰知其中程期间骤现变象,猝濒于危。更使治疗上,又费却几许手续耶!

(四)变象

凡患大痈,发大疡者,每有在溃脓之后,腐肉已尽,或新肉已长,而口不敛者之际,其人有忽憎寒发热,鼻红牙衄,甚至神色昏迷,疮口流血,四周焮赤,热度升高。若频危殆者哉!则切勿惊惧,以为败症,此缘营卫亏损,火炽浮越所致(又过用升丹亦能现以上诸证状)。此时可施以凉血清解之法,则营卫自和,游火自熄。迨一二日,其炎势经过后,即衄止身凉,赤退肿消矣。世俗睹此每形惶悚,莫能措手,而偾事者良可慨也。

(五)平复

据上所述可知,患大痈发大疡者,在中程期间辄有变象。此盖所谓病症

---

① 皂角针:即皂角刺。

之反应一种,经过之程序耳(如火之将熄,必增其焰,灯之将灭,遽耀其光也相若),固无所用惴惴也。第彼昧者对之,自不能无惑焉!今兹皇某变象骤起症候之危,适符上列当与以救急甘露饮(生地四钱,鲜石斛四钱,浙贝三钱,连翘三钱,丹皮二钱,当归三钱,生芍三钱,忍冬藤四钱,甘草一钱,茯苓三钱)三剂而减,四日平复矣。

(六) 收口

此后循法为之濯换(即以卡波立克消水洗净后,单撒碧玉散盖以焙醇油膏),约一月腐脓已尽,新肉渐长,乃内服养营复元汤(西路党三钱,全当归三钱,紫丹参三钱,炒白芍三钱,生白术二钱,茯苓三钱,忍冬藤四钱,生草一钱,焦谷芽五钱)。外易琥珀八实丹(琥珀三钱,血竭三钱,化龙骨三钱,乳香一钱,没药一钱,甘石三钱,儿茶三钱,梅片五分,石膏五钱)作敛口计矣。又屈指半月,服药十五剂,胃纳已健。视之疮口白满满,新肉红盈盈。又旬日,喜告全功,自后乃以八珍汤加冬藤日服,尽五十剂乃已。

(七) 调理

溯此次变幻莫测濒危者,屡追源祸。始自平素不善摄生,恣意口腹,有以致之。今兹幸得免脱于险,消患无形。然虎口余生,此后宜如何警惕?作亡羊补牢善后之策,矧病困三月,气血大耗,又宜如何滋养?以资恢复至杯中物,当视同蛇蝎(其害固不胜言),终身不再沾唇。肉类脂肪徒壅滞,肠胃阻碍,脾阳之健运对之,亦当悬为厉禁(且其体丰,均系脂肪积聚皮下过多之故,盖脂肪在皮下组织细胞中为一种油状沉淀,其特性对于热为不导体,能防止体温漏出。故肥人多畏热也,其集于骨之洞穴,骨节周围并及空隙而成隔壁,在骨骼中营养骨骺,并能减轻四肢之震颤,润泽皮肤诸功效。然过之者,每足以酿成他项疾病之原。近今医学进步,且检定身体肥硕者,为胖病矣)。故饮食一项,须择其易于消化,无滞腻性,而富于滋养者为上。并不得过饱,有妨消化。余如起居睡眠,又当以卫生为旨归,弗能或忽也!

(八) 附识

吾师容川曰:夫痈之生也,虽有在脏、在腑、在肌骨、在皮肤之分,然终不外乎气血壅滞、营卫稽留之所致耳。大别之发于脏者,其色白,其形平,其脓稀,其神惫阴也,难愈。发于腑者,其色红,其形高,其脓稠,其神爽,阳也,易愈。盖发于脏者,为内。因发于脏者,为外因也。至证候之寒寒热热、虚虚实实,惟在临证扼其要,固不可稍涉拘泥。《经》曰:治病当求其本。本者何?曰脏、曰腑、曰表、曰里、曰寒、曰热、曰虚、曰实而已。得其本,则宜凉、宜温、宜补、宜攻、宜散、宜收、宜逆、宜从,有竹在胸,用药庶无差误。苟如不获其本,则差之毫厘、谬以千里,其不偾者几希,司命者可不慎诸。

(《三三医报》1924年第一卷第二十九期)

外疡中之流注谈

东　选

流注一症,以字义言之。流者行也,注者住也。苟毒留住,其病即发,生三五处不定也。病在血中,血液乃周流全身。故血中有毒,随处可生。非若脑疽发背,固有一定部位,其名曰流注也当矣。

致病之因,可分为三。① 痧痘温病,凉药过多,表散未尽,余毒留恋,皆能患此。② 跌打损伤,血凝为瘀,即在着而不行之瘀结处发生此症。③ 产后恶露未清,血液污浊,发为流注,以及阴虚火盛,灼液为痰。阳虚血滞,留着为瘀。或凝痰,或瘀血,均患流注。又若高粱厚味之人,湿痰之体,痰湿入络,壅闭而成。又若疗疮毒入血分,而医用凉血解毒之品。保护心藏脑膜,使不侵犯,因而挽救生命。但血中余毒不清,亦有生流注者。凡此种种,皆实在情形也。

《经》云:营卫不从,逆于肉里,乃生痈肿。流注亦何独不然。今之人曰:此穿骨流注也。言其地位,在环跳、膝部、足踝等处,深而附骨,最难疗治云云。书无是名,其实即环跳疽、鹤膝风、穿踝疽是也。

流注原因虽异,症象则同。初起形寒发热,漫肿疼痛,患数处不定。诊断病之轻重,须视未溃时寒热之高低,皮色之红白,肿势之聚散,既溃后脓水之厚薄,体质之强弱,胃纳之多少而定,疮口之易敛与不易敛也。要之寒热不高,皮红疼痛,肿势不散漫而高起,出脓后多而爽利,肿退痛止,寒热渐退,体质虽亏,而健饭如昔,疮口易敛,此为顺候。否则,不问可知其危矣。

至于治法,以调和气血为前提。有湿痰者,加化痰利湿之品。属余邪者,加调解之品。产后及损伤瘀阻者,加去瘀通行经络之品。此未成者之治也。渐渐酿脓而外溃,溃后宜和营托毒,脓水不止,形肉消瘦者,急宜培补气血,兼苏胃气。外治之法,未成者,用硇砂膏及阳和膏,加十将平安散,以消散之。溃后宜拔毒,如九宝丹九黄丹。收口生肌,如珍珠八宝丹之类可也。

(《国医杂志》1935年第十四期)

走 黄 与 内 陷

朱仁康[1]

外科新论之一

走黄与内陷,疡科书中无有专论之者,只散见于疗疽门中,语焉不详,殊难得其梗概。盖疗之走黄,疽之内陷,乃疡症中至危至急之症。病者彷徨,医者束手,实即西医所称之脓毒症及败血症也,试申其说。

西医以较大之疖肿,统称痈疽。其原因由化脓性葡萄状球菌,或链球菌窜入毛囊及皮脂腺内所致。惟较疖肿更易向周围蔓延及扩大,尤以发于项部(对口疽)、背部(发背搭手)、臀部(臀疽)、颊部(颧骨疗),及口唇(人中疗、反唇疗)。每易并发广大之蜂窠织炎性化脓,静脉血塞,而起全身传染,而致人死命。

所谓全身传染者,乃化脓性之细菌(指葡萄状球菌及链球菌而言),并其毒素,往往经淋巴血管而弥蔓于全身。

若细菌数不多,或毒素不强(是即火毒不盛),则血中可扑灭之,仅见一时之发热。而症候不著,乃正胜邪也。

---

① 朱仁康(1908—2000):江苏无锡人。师从外科名医章治康,早年曾撰有《中西医学汇综》一书。1956年调至中国中医研究院工作。

如细菌数多而毒强烈者，所谓火毒盛者，则血中无力抵御，辄由血行而沉着于诸种器官，起化脓性炎症。或在血中繁殖，并产生毒素，害及全身，而起脓毒症或败血症矣。

（一）脓毒症

脓毒症者，又称转移性化脓性全身传染。凡化脓菌皆能由一脓灶，生转移性脓疡于全身，其症候至为复杂。如转移至肺，则咯血，咯痰，呼吸困难，又能诱起心包炎，脾中亦每起转移脓疡。惟转移至肝肾者，较为少见。若脓疡在肝，则起黄疸，在肾则起重症肾炎。《疡科心得集》有云：生外症虽有一定之形，而毒气之流行亦无定位。故毒入于心则昏迷，入于肝则痉厥，入于腹则疼胀，入于肺则喘嗽，入于肾则目暗手足冷，入于六腑，亦皆各有变象，兼证多端，七恶叠见。其说似甚相近，且与下文所述之全身症，亦有互相关系。

脓毒症之全身症状，每起呼吸频数，恶心呕吐，舌苔干燥而烦渴，发汗，头痛剧烈，精神朦胧，或发谵语，殆至末期，则发黄疸及剧烈之下痢。

此处所称之黄疸，似即中医所称之走黄。疔疮而见周身发黄者，殆必死矣，其剧烈之下痢，乃起于脓灶及黏膜所排出之毒物，或转移而起肠炎之故，是以疡症见便泄者难治。

在体温方面，先则恶寒发热，继则体温升腾。盖以脓灶蓄积之细菌及产物，一时泛滥于血中，则发高热。在重症则源源不绝，输入血中，则热度稽留不退，亦有忽暂下降，但又旋即高升，必待毒素化为无害，或排泄体外，始见解热而病减矣。

局所创面脓汁之分泌，每见减少，肉芽弛缓苍白，或变成实夫的里性之假膜，周围皮肤浮肿潮红，中医所谓内陷是也。

《疡科心得集·脑疽篇》论之尤详。疡不高肿，根盘平塌，散漫不收，过候不透，脓稀不腐，正气内亏，不能使毒外泄，而显陷里之象。其中犹有三陷变局，谓火焰、干陷、虚陷也。火陷者，气不能引血外腐成脓，火毒（细菌及毒素）反陷入营（血行）渐致神迷发痉发厥。干陷者，脓腐未透，营卫已伤，根盘紫滞，头顶干枯（脓汁分泌减少），渐致神识不爽，有内闭外脱之象。

虚陷者，脓腐虽脱，新肉不生，状如镜面，光白板亮（实扶的里性假膜），脾气不复，恶谷日减，形神俱削，渐有腹痛便泄（脓毒症末期之下痢）。

寒热宛似损怯变象，皆不治之症也。又《辨发背论》云：内陷之症，必致神昏痉厥，手足逆冷，腹痛泄泻，而不可救矣。

（二）败血症

败血症者，乃细菌侵入血中，繁殖而产生毒素，全身血液中，充满细菌及其毒素。故全身器官，亦莫不有细菌及其毒素，以细菌之活力，及毒性之猛烈，恒陷于死亡。

其原因亦为葡萄状球菌及链球菌为主，其症状与脓毒症相仿，亦见体温升腾，恶心呕吐，脉搏频数，呼吸促迫，头痛谵语，嗜眠昏睡，舌苔干燥，渴甚，口唇龟裂。又因皮下溢血及赤血球崩溃，而现贫血，或发黄疸，大便下痢等症。惟不见转移性脓疡耳，故又称不转移性化脓性全身传染。

《心得集·辨龙泉疔论》云：重者或因于七情，或因于膏粱厚味，醇酒炙煿，五脏蕴热，邪毒结聚而发。《经》云：膏粱厚味发疔疽，此之谓也。初起形如栗粒，或如水泡，按之根深如钉，着骨痛不可忍，根盘漫肿不透，面目浮肿，或坚肿焮红，恶寒身烙热，恶心呕吐，肢体拘急，三四日后，或口噤如痉，神识模糊，此以大毒陷入心胞，即名走黄疔，十有九死之证。又《论蛇头疔》云：毒气攻心，呕吐不食，膨胀，齿缝出血，是为危候。《论鳅肚疔》云：色紫黑者，其毒必恶，易于攻心，心若受毒，即呕吐不食，神识昏迷，而为不治之症矣。统观各论，其所指均为败血症也。

（三）结论

细辨之，西医以转移性脓疡于全身者，曰脓毒症。而以细菌及毒素，充满于血液中者，曰败血症。似有显明的界别，但亦有见脓毒症及败血症合并者，曰脓毒败血症。中医则不然，但以疔疮之毒走营分，周身发黄者曰走黄。复以疽毒之三陷变局，曰内陷。此其不同之点。往昔对于此等病症之治疗，颇感束手，最近倡化学治疗法，赏用对位氨基磺酸铵制剂，可奏治效。信谊所制之"消发灭定"亦属此类，外科医有试用之价值。

消发灭定，为最新化学治疗药，专治白浊、喉痧、肺炎、火疽、疔疮走黄、疽毒内陷等症。并可预防痧疹。

（《国医导报》1939年第一卷第二期）

【编者按】

"发"有广义和狭义之分。狭义之"发"，是指毒邪聚于肌肤，突然向四周散发而成；或痈、疽（有头疽）、疖、疔，毒邪未能控制，向四周蔓延而成。即"痈疽之大者，谓之发"。相当于西医的疖、痈并发的"蜂窝织炎"。发在古代中医文献中常与痈、有头疽混用。

"流者，行也，注者，住也"。流注是由于他处病灶的毒邪，随血流行扩散到肌肉深部，停滞局部而发生的转移性、多发性脓肿。其临床特点是好发于四肢躯干肌肉丰厚处的深部或髂窝部，发病急骤，局部漫肿疼痛，皮色如常，容易走窜，常见此处未愈，他处又起。

疔疮"走黄"始见于《疮疡经验全书》。除疔疮毒邪走散称为"走黄"外，其他疮疡引起毒邪内传脏腑者大多称为内陷。走黄与内陷为疮疡阳证疾病过程中，因火毒炽盛，毒邪走散，或正气不足，正不胜邪，客于营血，内攻脏腑引起的危重病证。走黄与内陷相当于西医学的全身性外科感染。

本节诸篇中《发背疽证治总论》《发背论》两篇文章论述了发背疽的治疗总则，治疗方法以及转归。《录临证笔记中—治验之莲蓬发背症》一文针对莲蓬发背症的病案做了全面分析，从病因、症状、中西医治疗，是当时治疗发背疽的真实案例。《外疡中之流注谈》一文详细介绍了流注的发病过程和当时常规治疗方法。最后《走黄与内陷》一文则从中医和新医的角度讨论了走黄与内陷的发病原因和转归，对当时最新的化学治疗法大为推举。

总而括之，本节诸文中记述了不少外科处方及外用膏药名称，现今很多药临床已消失，甚至配方工艺亦已失传，殊为可惜。但见《发背论》文中记有丁甘仁先生"尝谓发背属太阳，忌寒凉"及其创之九黄丹，另谈顾筱岩先生之"国药"配方，还有高锦庭先生独创之"海马崩毒法"，此中点滴殊为珍贵。

此外，汤士彦先生对一例发背病的详尽记述，包括对变象的认识及处理,值得后学细品之。朱仁康先生将走黄及内陷,与西医之脓毒症及败血症比较分析,细致详尽,后又提及"消发灭定",可见抗生素的出现确实可以减少不少外科感染重病的出现。

丹　毒

丹　毒　脞　论

汝　吉[①]

外科新论之二

丹毒病,普通都称火疬,他的病原,为一种连锁状球菌,但与化脓性连锁状球菌,略有不同之点。一则常常在皮肤淋巴道内增殖,一则大多在组织实质里面发现。中医称丹毒的病因,为火毒,或热毒,实则其所谓火与热,均指发炎而言,毒就是病菌。

丹毒的病菌,多从皮肤的创伤侵入,创伤无论大小深浅,都能传染。或为单纯的丹毒病菌,更有和他种病菌同时侵入,混合传染的。还有冻伤火烫及痈疽后,续发的也不在少数。疡科书中称其为营卫亏损,火旺浮越而致。发背搭手及脑疽,至脓溃腐脱后,新肉既满,而口不敛,有忽发流火者,其人憎寒壮热,甚至神识昏迷,疮口四边红赤,延开四布,这就是指续发性丹毒。

(一) 丹毒的分类

1. 红斑性丹毒　是丹毒中最普遍的一种,初起在皮肤上发著明的潮红,像蔷薇色,渐渐向四边周围扩大开来。患部的皮肤,与其四周好皮肤,有很显明的界别,且比较高起,同时感觉火辣辣的灼热,略有疼痛。试用手按之,红色暂时的减退,放手后仍复原状,形式和蔓延的快慢,很不一致,临床

---

① 汝吉:上海近代中医,生卒不详。

上大概可分下述几种。

2. **游走性丹毒** 大都发于小孩,实为由于老式稳婆①不注意消毒,丹毒病菌由创伤侵入。旧称胎火或胎毒,殊不尽然。病势进行得很快,好像火烧纸片仿佛,也有蔓延得很慢的,隔一昼夜,只有三四分的扩大。消褪也有迟速,有的经四五日,炎症已经褪去,到第六天,上皮脱屑而全治,也有隔六七天,仍没变动。

游走性丹毒,即中医所称之"赤游丹"。赤游丹毒,形如云片,上起风粟,作痒而痛,或发于手足,或发于头面胸背,游走遍体,令儿躁闷,腹胀发热,流行甚速。自腹而流于四肢者易治,自四肢而归于腹者难疗。若见腹硬脐突,面颊紫浮,大小便绝,皆为不治。此说可资佐证。

3. **眼睑丹毒** 简称眼丹,因皮下组织粗松,浆液多量渗出,所以呈强度的浮肿。

4. **水泡性丹毒** 每于表皮下面蓄积水液,形成水疱。初为清澄透明的液体,后则干燥成琥珀色的痂,是即中医所称之白游风,浸淫发疱,流块作痒,大小不等,津水作烂,寻常所谓缠腰蛇疬、蚂蚁疬、蜘蛛疬等,都属于此类,方书称其由衣沾蜘蛛遗尿,或虫蚁游走,染毒而生。形如水寙疮相似,淡红作痒且痛,五七个成簇,日渐沿开,甚亦使人恶寒发热云云。

5. **脓疱性丹毒** 呈脓样而不透明,更感掣痛,此种丹毒,往往混有化脓病菌,在暑天小儿最易犯之,俗所谓蛇疬的就是。

6. **坏疽性丹毒** 就是流火,都发于腿上,初起形成水疱,溃穿后流出血液和浆液,皮肤及组织都坏死,呈暗褐色的疮面,很难治愈。

发在头部或颜面的丹毒,先觉得焮灼和刺痛,皮肤起鲜红光亮,紧张疼痛。倘若蔓延到全部颜面,眼睑都不能开张,耳朵也肥厚肿大,嘴唇撅起,鼻部肥大,好像猪头仿佛。此种重症,每发生神识昏乱谵语等脑症状,也有续发肺炎症而死亡的。

【按】此种丹毒,中医别为两种,重者叫大头瘟,轻者名抱头火疬。《疡

---

① 稳婆:俗称收生婆。

科心得集》云：大头瘟者，系天行邪热疫毒之气，而感之于人也。一名时毒，一名疫毒，其候发于鼻面耳项，咽喉赤肿无头。初起状如伤寒，令人憎寒发热，头疼，肢体甚痛，恍惚不宁，咽喉闭塞，五七日乃能杀人。若至十日之外，则不治自愈矣。又云，凡病若五日以前，精神昏乱，咽喉闭塞，语言不出，汤水难入者，必死之候，治之无功矣。抱头火病者，亦中于天行热毒而发，较大头瘟症为稍轻，初起身发寒热，口渴舌干，脉洪数，头面肿赤有晕是也。

（二）丹毒病的全身症候

起始就怕冷寒战，体温上升，且与局部的症状相应。轻病只有微热或全不发热，重症因细菌的产物，不时侵入血中，热度较高而不退。此外，还兼有头痛口渴、呼吸急促、恶心呕吐、脉搏频数等症象。

（三）丹毒病的预后

因发生的部位、发症的种类、炎症的强弱、蔓延的大小、年龄和体质、热度的高下，所以其结果的好坏很不一致。重症因细菌产物入血起中毒，多陷于死亡。轻症经过良好的，即能体温下降，皮肤的肿胀消褪，局部的红色及灼热消失，最后落屑而治愈。

（四）中药疗法

火病之轻者，可与以清营解毒，如细地、银花、地丁、赤芍、丹皮、绿豆衣、碧玉散、黑栀、侧柏、花粉之类，便秘者佐以大青、泻叶。重症须进犀角地黄汤，白游风加渗湿之剂。如苡仁、赤苓、黄芩、木通，眼病佐以滁菊、决明、夏枯草。

大头瘟，最宜普济消毒饮，去升麻、柴胡，更重用板蓝根。下肢流火，服以龙胆泻肝汤，外敷均以如意金黄散为最佳。

（五）西药疗法

疗法甚多，不遑枚举。普通最赏用者，① 巴布剂：用安的敷加温后涂于纱布上罨敷。② 橡皮膏贴附法：将丹毒四周，用绊疮膏贴附，足以防制丹毒病菌，经淋巴管而扩大。③ 最有效之疗法：信谊之对位氨基磺酸铵制剂，名曰消发灭定。对于丹毒链球菌，能奏化学之治效，犹六○六[①]之对于梅毒。

---

① 六○六：即砷凡纳明，为治梅毒特效药。

轻症每次服 0.3 一片,一日三次,食后连服数天,症状即可消失。中等症,一日三次,每次用 0.3 者三片,或 0.5 者两片,食后服,俟症状渐减,即减服二片,一日三次。

重症,一日三次,每次用 0.5 三片,或 0.3 者五片。俟症状略退,减为一日三次,每次 0.3 者三片,或 0.5 者两片。连服数天,确能奏效。

(《国医导报》1939 年第一卷第三期)

丹毒之中西疗法

俞慎初[①]

(一) 名称

中名大头瘟,西名丹毒,又名血蛇。

(二) 原因

此症亦属急性传染病之一,以春季为最流行之期,无论何处,均可发生。其致病者为一种链球菌,该菌常寄生于患者卧室之床榻被褥,以及一切用具。而于时令不适,卫生不善,尤易患之。

(三) 症状

其潜伏期约二三日,或延至六七日之久。初起恶寒,继则发热,温度有升至四十度以上,旋即颜面、耳前、鼻旁、唇部,均呈水肿状。甚至头颅全部,蔓延肿胀,眼睑闭合,灼热疼痛,皮色红紫光滑发泡。重则神昏谵语,壮热烦渴,有时亦延至口咽之黏膜而赤肿,间或传及喉咙,便秘,溲短,或有呕吐。其炎之蔓延至颈及胸者,此所谓迁移性丹毒症也。

(四) 病理

此病患处系为纯炎性水肿,其链球菌,常寄生于淋巴管周围之微隙处。症重而蔓延广者,易酿成脓。

---

① 俞慎初(1915—2002):福建福清人。曾先后毕业于上海中医专校和上海诚明文学院,师从上海名医秦伯未与著名经学家蒋维乔。1933 年主编《现代医药》月刊,后为福建中医学院(福建中医药大学)教授。

若及肺、脾、肾梗塞，或至成全身血中毒，而并发下列之症象者，则为危候（如脑膜炎、肺炎、恶性心内膜炎、脓心包炎、胸膜炎、急性肾炎等）。

（五）诊断

此症诊断不难，因温度骤升，胀肿迅速，脉象浮数，舌苔厚腻，若至谵语，脉弱，舌干者，多因血中毒而至死亡。

（六）疗法

1. 中医疗法　内服普济消毒饮（黄芩酒炒，黄连酒炒各五钱，元参、甘草、桔梗、柴胡、陈皮各二钱，牛蒡子炒研，板蓝根、马勃、连翘、薄荷各一钱，僵蚕、升麻各七分，为末服，或蜜丸噙化）。头面肿甚，宜服青盂汤（鲜荷叶一个，用周遭边浮水者良，生石膏一两捣细，羚羊角二钱，知母六钱，蝉退三钱去足土，僵蚕二钱，蚤休切片四钱，甘草钱半）。

2. 西医疗法　注射抗链菌球血清，内服氯化高铁酒，每剂五分至一钱，四小时一次。热度高者，可用水擦法，或用退热药，如醋柳酸。烦燥谵语不寐者，可服哥拉"氯醛"（chloral），或溴化物（bhromides）。若无效者，则服鸦片，鱼潇石[1]（lchthyol，每一分调四分半羊毛脂制成软膏），氯化高汞溶效（五千分之一），柳酸（五百分之一），油渍石碳酸（百分之五），硫酸镁之饱和溶液，硬脂酸锌粉（zino stearas），火棉胶（collodlum）或火棉胶，鱼潇石（一比四），用碘酒涂擦未延及之皮肤。若病延及脸间，则用硼酸水将药布浸后，敷于患处，每日滴以阿久罗溶液[2]（argyrol）（百分之十）数次，每次滴一二滴。

（《国医砥柱月刊》1937年第五期）

丹毒治验后感

吴陶然

小女晓恒八岁时，患发热呕吐之症，愈后一二日，复感发热、呕吐、口渴。

---

① 鱼潇石：即鱼石脂。
② 阿久罗溶液：又名弱蛋白银，可用于结膜炎。

余即投以葛根芩连汤,加半夏、竹茹、花粉。势虽稍减,而足呼痛,视之踝骨上有银元大之红块,形似丹毒。余曾见西医以百浪多息治丹毒奇效,乃请西医诊视。据云形似丹毒,须停止药物,观其蔓延与否以为决断。因乃停药,是夜热续升逾四十度,口渴异常,饮水即吐,吐后索饮,如是终夜不休。翌日红块扩大,复延前医诊视,经确定为丹毒。乃注射白浪多息,并兼服镇吐退热强心之剂。据云三针可愈,每日注射,三针毕,热势未衰,红块扩大如掌。又云,七针可愈。七日注射后,热毒依然盘旋于三十九至四十度间,而红块蔓延至膝矣,疑系蜂窠性丹毒。所以经过缠绵,因将患处药膏洗去诊查,红肿处均起水泡,乃谓并非蜂窠性丹毒。但须丹毒血清,方能奏效。而当时北碚缺货,遍购不得,乃着人赴渝购买。不料于洗涤患处时,重受新感,又见高热寒战咳嗽等症。因思久病之躯何能再任新感?中药治外感,向有良效,乃试以荆、防、杏、贝治外感,归、芍、麦、地、玄、芎以强壮体力,丹皮、赤芍、牛膝、泽泻以清血利尿,至丹毒部分留待血清治之。盖深信丹毒之病菌,非该药不能奏效也。讵知药后,即见安。翌晨热解身凉,精神清爽,诸症霍然,血清亦无庸再用。至于未散丹毒,继用民间丹方,以丝瓜叶捣汁加冰片粉调擦,不数日亦红退肿消,脱皮而愈。

据西籍所载,丹毒为琏球菌,百浪多息为对症良药,常见该药治愈丹毒,何以之治吾女之丹毒无效?因思余每用磺胺类药品治肺炎等症,有效、有不效者。细容病状,大都实性症,易于奏效,虚性症则效微。近阅张昌绍先生著书《霉菌素治疗学》,给磺胺类药物之缺点云,采用此类药物时,有一小部分病人体内之病菌,产生抵抗药物之能力,以致药物失效。即继续用药,病菌依然猖狂,毫不就范。倘张先生所谓之一小部分病人,即中医所称之虚症,则吾女或为病后续患丹毒,体质虚弱,故不奏效。由此观之,吾人治病之采用寒热虚实,较之专以特效药治疗为周详也。

(《新中华医药月刊》1946年第一卷第五、六期合刊)

【编者按】

丹毒又名丹疹、丹膘、天火,通常患部皮肤突然发红成片、色如涂丹。本病发无定处,根据其发病部位的不同又有不同的病名。本病西医学也称丹毒。其临床特点是病起突然,恶寒发热,局部皮肤忽然变赤,色如丹涂脂染,焮热肿胀,边界清楚,迅速扩大,数日内可逐渐痊愈,但容易复发。本病相当于西医学的急性淋巴管炎。本节中《丹毒腔论》《丹毒之中西疗法》两篇介绍了丹毒的分类以及中西医治疗的方法,说明民国时期中医外科已然中西并重。而《丹毒治验后感》一文则指出磺胺类药物无效时,内服中药仍是有效之选。

总而括之,丹毒为外科常见多发病,目前中医外科治疗已较少使用抗生素,除非血常规明显异常,而采用青霉素或头孢类消炎药外,一般只用中药内服,金黄膏外敷即可。反观民国医家论此症似乎更信赖西药,吴陶然先生治小女之丹毒,用当时西药特效药无效后仍依中医药才得治愈,足见丹毒之红肿热痛之完全消除,还得靠中医,西药可以使血象恢复正常,但其红肿可能经久不消。

臁 疮

臁 疮 特 效 方

王利贞

臁疮生于小腿,男人谓之烂腿,女人谓之裙边疮。因气滞血凝,经年累月,臭烂憎人。初起或腿上搔破,或生小疮。因经热汤汤气,或用疮疖膏贴,烂成一孔(录《外科全生集》)。

夫臁疮者,皆因肾脏虚寒,风邪毒气,外攻三里之旁,灌于阴交之侧。风热毒气,流注两脚生疮。肿烂疼痛臭秽,步履维艰。此病生于臁骨为重,以其骨上肉少皮薄,故难愈。至有多年无已,疮口开阔。皮烂肉现,臭秽可畏。治法当先取虫,然后敷药,须翘足端坐,勿多行履,庶可痊也(录《寿世保元》)。

臁疮在中医书上大概均如前说法,此疮俗名裤脚花,以形状及患生之部位而言也。有烂数年不愈,以至形成一深洞,臭腐见骨,疮口周围高突,坚厚如墙,口径有大如茶盅者。在西医籍上,或许属于胼胝性溃疡。医生对此,施治颇感困难。今有一祖传验方,累试累效,特公开之,以凭试用。

白芷,白及,川连,川椒,黄丹,冰片,研末筛过,麻油调敷。

再者,如疮口边缘腐肉坚厚,难以新生好肉,当用白降丹水调少许,鸡翎扫上,太乙膏盖之即现红活。如借用西药硝酸银棒[①]点之,更加便捷。

-----

① 硝酸银棒:由硝酸银和硝酸钾配比而成。

又踝骨处烂成深洞，见骨不收口，圆圆如牛眼，军队士兵患之最多。因穿草鞋打烂，又不能休息保护，随好随伤，以致洞成一圆孔，永无愈期。治方用嫩子姜一半，老姜一半，口水（唾液）吐入捣敷患处，永不可掀去，听其自干自愈。如有一小处未愈，另加药于上即愈。此乃业师湖南长沙名医谢舜烝所授。

又大疽破口后，受风，努肉翻花突出，用熟地口水唾入捣烂敷之，过夜即可平复。男用童女口液，女用男童口液，此乃某名外科医生所传，实验之，甚效。

（《中医新生命》1936 年第二十七号）

答苏艺君问脚臁生疮

陆清洁

据述苏君曾患脚弱，兼病咳呛黏痰，大便艰难而肛门时痒，去年脚臁生疮，今则又将发动。赐我良方，幸甚感甚。

【洁按】苏君素秉薄弱，大溲素难，即明证也。而六淫之邪，每中人体虚，故脚气脚臁，所由生也。而咳呛黏痰，时发时愈，每日数声，乃风热哮咳，不足酿大患。而臁疮一症，治以枫枳，恐此"枫枳"二字，系风子①之误。《本草》载风子产海南诸番，可取油和药。主治风癣疥癞，攻毒杀虫。然其性辛热有毒，能豁痰而最伤血。故有病将愈而先患失明者，若用之外涂，其功不可没也。

苏君今用之外擦，故疮愈而无患。若复发动，不妨再擦。然切忌入口，恐血弱之体，不堪其耗消耳。

（《医界春秋》1929 年第三十三期）

---

① 风子：即大枫子。

臁疮是指发生于小腿臁骨部位的慢性皮肤溃疡,在古代文献中还称为裤口疮、裙风(《证治准绳》)、烂腿(《外科证治全书》)等,俗称老烂脚。多见于久立久行者,常为筋瘤的后期并发症。主要发于双小腿内、外侧的下三分之一处。通常经久难以收口,或虽经收口,每易因损伤而复发,相当于西医学的下肢慢性溃疡,治疗上较为棘手。本节仅两篇小文。王利贞先生之臁疮特效方,为资参考,然其述某外科名医所传之"口水疗法",当今社会实无使用及推广之可能。目前中医外科治疗此症多用胶布封贴法配合中草药加服,尚有一定疗效。